精神心理卫生科普系列

精神心理疾病社区管理

主编　梁小平　吴　斌

陕西新华出版传媒集团
陕西科学技术出版社

图书在版编目(CIP)数据

精神心理疾病社区管理 / 梁小平，吴斌主编. — 西安：陕西科学技术出版社，2019.7
（精神心理卫生科普系列 / 戴尊孝主编）
ISBN 978-7-5369-7409-8

Ⅰ. ①精… Ⅱ. ①梁… ②吴… Ⅲ. ①心理疾病-社区管理-问题解答 Ⅳ. ①R395.2-44

中国版本图书馆 CIP 数据核字(2018)第 262120 号

精神心理疾病社区管理
梁小平　吴　斌　主编

策　　划　宋宇虎
责任编辑　高　曼　潘晓洁　付　琨
封面设计　曾　珂

出 版 者　陕西新华出版传媒集团　　陕西科学技术出版社
西安市曲江新区登高路 1388 号 陕西新华出版传媒产业大厦 B 座
电话 (029)81205187　传真 (029) 81205155　邮编 710061
http://www.snstp.com
发 行 者　陕西新华出版传媒集团　　陕西科学技术出版社
电话(029)81205180　81206809
印　　刷　陕西思维印务有限公司
规　　格　787mm×1092mm　16 开本
印　　张　7.5
字　　数　105 千字
版　　次　2019 年 7 月第 1 版
2019 年 7 月第 1 次印刷
书　　号　ISBN 978-7-5369-7409-8
定　　价　39.80 元

精神心理卫生科普系列编委会

主　编　戴尊孝

副主编　刘飞虎

编　委　（以汉语拼音排序）

安文中　边　诗　陈良梅　崔安民　崔莉敏
崔　萌　戴安娜　党　伟　樊淑洁　樊　珍
方喜玲　郭　明　郭明霞　何永国　贾　伟
焦路炜　李贵斌　李虹娟　李忠良　梁小平
蔺华利　刘　敏　刘　婷　刘晓凤　刘小娟
刘　英　刘迎丽　罗园园　彭　伟　尚文娟
苏艳丽　田玉梅　王继红　王建民　王　锦
王　静　王颖昭　王　峥　文　萍　吴　斌
武苗苗　肖　凡　行养玲　薛　飞　薛小保
杨　洁　杨　旭　杨亚妮　杨自东　尹绪庄
岳丹萍　翟　欢　张　超　张海艳　张　辉
张　俊　张忍利　张　蕊　张晓红　张　燕
张　瑶　职　璞　钟意娟　周洪海

《精神心理疾病社区管理》编委会

主　编　梁小平　吴　斌

副主编　戴尊孝　尹绪庄　王　峥

编　委　王继红　杨自东　张　超

前　言

精神卫生工作是重大的公共卫生问题，也是重要的社会问题和民生问题；精神疾病患者作为重点人群，是我国基本公共卫生服务管理的重要组成部分，党中央、国务院高度重视此项工作。随着我国医疗卫生体制改革的不断深入和精神卫生工作的蓬勃发展，人们对精神健康的需求不断提升，精神心理疾病的社区管理显得尤为重要。

本册书主要参考了《国家基本公共卫生服务（第三版）》《严重精神障碍管理治疗工作规范（2018 年版）》《社区精神卫生服务手册》等相关规范及文件。

本册书适合普通民众、卫生系统医护人员、精神心理卫生工作者、残联系统工作人员、民政系统工作人员、教育系统工作人员、患者及其家属、社区工作人员等阅读，可以帮助读者朋友了解和熟悉精神心理疾病社区管理方面的法规、政策及知识。不足之处，请读者多多批评指正。

编者

2018 年 12 月

目 录

1. 世界精神卫生日是哪一天

“世界精神卫生日”是由世界精神病学协会（WPA）在1992年发起的，时间是每年的10月10日。各国每年都为“世界精神卫生日”准备丰富而周密的活动，包括拍摄、播放、宣传专题片和促进精神健康的录像片、开设24小时服务的心理支持热线，等等。2000年，我国首次组织“世界精神卫生日”活动。2001年是世界卫生组织（WHO）的精神卫生年，国家卫生部（现国家卫健委）拟定每年10月10日前后在全国开展“世界精神卫生日”宣传活动。

2. 世界精神卫生服务是如何产生和发展的

18世纪中叶以前，现代医学尚未创建精神病这一学科，世界各国很少有精神病诊疗机构。1274年，英格兰在伦敦的小修道院里建立了第一所精神病医院，到14世纪，该精神病院成为著名的安置“疯子”的地方。1848年，挪威起草了一份“精神卫生服务的法案”，目的是为了将“疯子”放到“疯人院”治疗。由此可见，早期的精神病患者因为受医疗技术的限制根本无法得到治疗。而精神卫生服务其实也不能称为服务，因为各国设置精神病诊疗机构的目的并非为了救治患者，更多的是将他们关押监管起来，限制其自由活动，防止其对社会其他人员造成伤害。

进入工业化发展时期，即20世纪50年代之前，欧美等国家将精神病患者送入精神病医院实行隔离管理。英国在《1845年精神病法》中明确要求，全国每个郡都要建立一所精神病医院，并创立了精神病委员会，对全国的精神病医院进行监管。到1914年，全国大约建立了140家精神病医院，形成了精神卫生服务网络。一直到1960年，该网络一直都是英国精神卫生服务机构的支柱。1855年，挪威在奥斯陆建立了第一所国立精神病医院，设床位270张。20世纪初期，主要由政府出资，兴建了11所精神病医院。到1930年，大多数县都建立了自己的精神病医院。从世界主要国家来看，这一时期精神卫生服务有了长足发展。随着治疗精神病药物的发现和使用，以及专业性精神病诊疗机构的建立，较多的精神病患者得到了一定程度的治疗，尽管该时期精神卫生服务的方式还是以长期看管为主，但比之前单纯的关押要好得多，并且在治疗效果上有了一定的提高。

专业诊疗机构的出现在救治患者方面取得了一定的成绩，但是随着机构的不断建设和发展，人们发现了一个新的问题，即长期住院治疗的精神病患者因与社会生活隔离，很少参与生产劳动，容易出现精神和社会功能方面继发性的衰退，即使疾病治愈后，患者也很难回归到正常的社会生活中去；长期累积的住院费用也给患者家庭带来了过重的经济负担。因此，精神卫生发展较早的欧美国家，纷纷开始了“去住院化运动”。1960 年，法国政府发布一项行政通告，要求在社区建立精神卫生防治体系，对非住院患者和已经出院的患者进行居家随访服务。挪威于 1970 年通过新《医院法》，对精神卫生服务提出了建议：长期住院的患者应该转移到精神疗养院或家中治疗。美国展开了“精神科非住院化运动”，全美精神科床位数由 56 万张骤减至 14 万张，并还在不断下降，而院外服务持续上升。1914 年，英国有 140 家精神病医院，到 2004 年只剩下 15 家还在提供服务，精神科床位数由 1955 年的 15 万张减少至 3.4 万张。至此，精神卫生服务开始由单纯的专科医院治疗转向社区居家康复服务。

3. 国外社区精神卫生服务是如何产生和发展的

精神卫生服务模式是随着科学技术的发展，人们对精神疾病与行为问题发生发展规律的认识，以及社会对精神卫生服务的需求而演变的。二战以前，精神病学的主要研究领域是器质性精神病和遗传学，服务模式以大型精神病专科医院为主体。二战之后，由于社会环境因素对精神疾病和行为问题的影响受到重视，人们逐渐认识到旧式、监管式的精神病院带来的社会隔离对精神疾病患者预后的不良影响，加重精神衰退和疾病的慢性化，从而开始实行精神病院院内生活环境改革。多种精神科药物的研制和应用使精神症状的缓解率明显提高，为患者重返社区、适应社会生活创造了有利条件。此外，在都市化、工业化进程中，与各种心理社会因素密切相关的心理卫生和行为问题的发生率明显上升，与行为和生活方式密切相关的酒精和药物依赖等问题明显增加，成为某些发达国家严重的公共卫生问题。这些问题需要医学、心理学、社会学和教育学等多学科的共同努力，制订综合性措施，才能取得有效的结果。

20世纪60年代以来，世界各国相继对精神疾病的管理模式进行改革，从传统的以医院为主的模式转向社区精神卫生服务模式。在“去住院化运动”的同时，欧美等国家开始发展社区精神卫生服务。一方面，康复公寓、工疗站、中途宿舍等社区精神康复机构和服务项目应运而生，让患者出院后进入社区中接受康复训练，恢复其生活技能和工作能力，减轻因长期脱离社会而造成的精神残疾。另一方面，将原来过于集中的精神病医院分散到社区，设立社区精神卫生中心，负责本地区居民的精神疾病和行为问题的预防与治疗，提供精神卫生咨询，指导患者康复与就业，给当地基层卫生保健人员培训精神卫生相关知识。提倡在各地综合医院开设精神科，提供门诊和住院服务。该模式的优点在于有利于动员非精神科专业人员、基层卫生保健人员，以及社会福利机构人员重视和参与精神卫生工作，及时处理应激事件的发生，有利于对患者做到早发现、早诊断、早治疗，进一步减少精神残疾。

英国是社区精神卫生服务开展较早的国家，1948年成立了国家卫生服务体系，精神卫生机构均为国家公办，精神疾病患者只需付少量费用或免费就可以接受治疗。1975年，英国发表了《更好地为精神患者服务》白皮书，提倡对精神病患者的服务应由大型隔离性专科医院转移到社区服务，并在1981年颁布的卫生法中，将促进社区精神卫生服务列为优先考虑项目。社区精神卫生服务中心是社区精神卫生服务的工作基地，为精神疾病患者及家庭成员提供心理咨询、危机干预和住院服务。英国的社区精神卫生服务分别由三类部门承担，第一类由社区全科医生、社区精神科护士、社会工作者组成，主要是基层服务;第二类由社区精神卫生中心、诊疗所、日间康复中心组成;第三类由精神科病房、精神病院、日间医院组成。

美国在1963年颁布了《社区精神卫生中心法案》,要求在全国范围内建立社区精神卫生中心,开展住院、门诊和预防工作。1985年,全美1500个社区中有一半的社区建立了社区精神卫生中心。1984年,美国国立精神卫生研究所推出了《儿童青少年服务系统项目》,其核心是通过向患者提供主动性的病案管理、整合式服务,以及最少限制服务等措施实现对患者的连续性康复服务。该项目的理念和模式是社区康复发展方向上的一个重要里程碑,为以后的社区精神卫生工作提供了新的思路。

4. 我国社区精神卫生服务是如何产生和发展的

我国社区精神卫生工作于1958年全国第一次精神卫生工作会议之后起步,部分地区开展了规模宏大的精神疾病普查和"群防群治"工作。在北京、上海、湖南、四川和南京建立防治机构,培养人才,制定规划,重点防治重性精神疾病。20世纪70年代,建立了由卫生、民政、公安联合的精神疾病防治领导小组,开始建立精神病三级防治网络。此后全国逐步开展社区防治,比较成功的有北京模式、上海模式、山东烟台模式等。"文革"期间社区精神卫生工作几乎停滞。20世纪90年代,随着《中华人民共和国残疾人保障法》的颁布实施,精神疾病和精神残疾的社区防治康复工作被纳入国家发展计划。1990—1995年,在全国64个市县,7000多万人口中,对70万精神病患者开展了"社会化、开放化、综合化"的社区防治康复服务。1996年以来,这项工作已经拓展到200多个市县,2亿多人口,200多万精神疾病患者,为健全社区精神卫生服务体系积累了有益的经验。

2001年,第三次全国精神卫生工作会议的召开预示着我国精神卫生工作的加速。2003年8月,国家在成功控制了"非典"疫情之后,开始了公共卫生体系的建设。

2004年4—5月,中国疾病预防控制中心和北京大学组织考察了澳大利亚社区精神卫生服务,决定借鉴澳大利亚模式,开展我国的新型社区精神卫生服务。

2004 年 9 月 30 日,精神卫生项目作为唯一的非传染病项目正式进入国家公共卫生体系。从 2005 年开始,中央财政专项拨款 686 万用于探索公共卫生体系内精神疾病预防与控制的操作性办法,设立了“中央补助地方卫生经费重性精神疾病连续管理治疗项目”(简称“686”项目),目的是探索建立适合各地实际情况的医院 - 社区一体化的重性精神疾病连续管理治疗模式,建立重性精神疾病社区防治和康复管理工作机制和网络,最终目的是提供以患者为中心的服务。

2005—2007 年,“686”项目共获得中央转移支付地方精神卫生经费 3186 万元,获得地方配套和示范区自筹经费 1600 多万元,在全国 30 多个省、市、自治区建立了 60 个重性精神疾病管理治疗示范区,覆盖人口 4300 多万。各示范区举办了社区精神卫生培训班,分级培训精神科医生、社区医生、个案管理人员、街道和派出所人员及患者家属,为重性精神疾病患者建档立卡,诊断复核、定期随访有肇事肇祸倾向的患者,并对其进行康复指导,还为部分肇事肇祸且贫困患者提供免费药物治疗、免费应急处置和住院,显著降低了精神疾病患者的肇事肇祸率。经过 3 年的探索,项目示范区初步形成了以专业机构为主导,以综合医院和疾控中心为辅助,以社区为依托的精神卫生服务网络,真正开始把防治网络深入到基层社区和乡镇。项目所建立的防治队伍不仅包括原有的服务人员,还吸纳了社区医疗体系中的人员及与精神卫生相关的人员,培训了大量的全科医生和乡村医生,建立了示范区精神疾病信息管理系统。

“686”项目标志着我国精神卫生工作真正进入公共卫生体系建设,从单纯的医疗服务模式向心理社会康复模式过渡,对精神病患者的管理由注重社会稳定和减少肇事肇祸向尊重人权、救治救助弱势群体、合理分配公共卫生资源、人人享有精神健康过渡。

社区精神卫生服务是我国目前基本公共卫生服务的重要组成部分。社区精神卫生服务的指导思想是“预防为主、防治结合、重点干预、广泛覆盖、依法管理”，建立了与“政府领导、部门合作、社会参与”工作机制相适应的社区精神卫生服务体系；建立健全了医院－社区一体化精神卫生服务网络，把防治工作重点逐步转移到社区；向社区居民提供心理健康指导和以精神疾病社区管理服务为核心内容的公共精神卫生服务，将精神疾病的防治和人群心理健康的促进作为工作主线。

5. 什么是社区精神卫生服务

社区是若干社会群体或组织在一定的地理区域内形成的在生活上互相关联的大集体。社区是基层行政单位，可以是城市的街道办、居委会，也可以是农村的乡镇和村落。不同社区的居民有其特定的行为规范和生活方式。

社区精神医学是精神医学的一个重要分支，是一门应用普通精神病学、社会医学、公共卫生学、社会心理学及其他行为科学的理论、技术和方法，研究和处理一定时期和一定区域社会人群中精神卫生需求的新兴学科。

社区精神医学工作又被称为“社区精神卫生服务”，是以社区为单元开展精神疾病的预防、治疗和康复工作，目的是提高社区居民的心理健康水平。社区精神卫生服务在服务范围上有广义和狭义之分。广义者，以社区中全体居民为对象，开展公共卫生服务，需要全社会的共同参与；狭义者，主要以社区中的精神疾病患者作为对象，开展精神疾病防治服务。

社区精神卫生服务是在一定的地理区域内，以居民的精神健康为目标，把预防、保健、诊疗、护理、康复、健康教育等融为一体的综合性服务，即在社区应用精神医学、流行病学、社会心理学和其他行为科学的理论、技术与方法，促进社区内全体人员心理健康，提高个体承受应激和适应环境的能力，从而减少心理和行为问题的发生，同时为社区中的精神疾病患者提供预防、治疗、康复和管理等服务。

6. 社区精神卫生服务的对象有哪些

社区精神卫生服务的对象主要有五大类，即普通大众、心理行为问题者、常见精神疾病患者、重性精神疾病患者、慢性精神疾病患者。

（1）普通大众　主要为社会大众提供以精神卫生知识和心理健康知识为主的预防性服务。

社区卫生服务中心、乡镇卫生院等基层卫生服务机构，以及不同年龄组人群学习、工作的机构或场所，是提供正常人预防性服务的主要场所。

（2）心理行为问题者　对有心理行为问题者除了提供心理健康教育和心理咨询或辅导的预防性服务以外，还提供心理危机干预和精神疾病的早期识别服务。

社区卫生服务中心、乡镇卫生院等基层卫生服务机构、综合医院（精神心理科）、精神病专科医院、具有心理治疗人员的其他医疗机构，是提供心理行为问题者精神卫生服务的主要机构，而具有专业的心理咨询人员或职业指导人员的机构提供非医疗性服务。

（3）常见精神疾病患者　常见精神疾病是相对于重性精神疾病而言的，如抑郁症、焦虑症、应激相关障碍等。常见精神疾病患者是精神疾病患者的主要人群，占精神疾病患者总数的90%以上。其中，部分病情严重的患者需要门诊和住院治疗。

精神专科医院、综合医院精神心理科、社区卫生服务中心、乡镇卫生院等基层卫生服务机构为常见精神疾病患者提供服务，病情严重者需要转诊至精神卫生专业机构治疗，同时需要患者家庭和所在单位、学校和社区对其提供适当支持，帮助其尽快恢复，重返社会。

（4）重性精神疾病患者　重性精神疾病包括精神分裂症、双相障碍、偏执性精神病、分裂情感障碍、癫痫所致精神障碍、精神发育迟滞伴发精神障碍等。重性精神疾病患者在人群中所占比例为1%左右，发病时可以出现具有严重危害社会安全和自身安全的伤人或自伤等暴力行为。

重性精神疾病患者在急性期需要到门诊或住院治疗，并且为了后期的社区管理，需要详细登记患者的姓名、住址、疾病诊断等个人信息，并录入国家严重精神障碍信息系统。精神专科医院、综合医院精神科提供重性精神疾病患者急性期的门诊和住院治疗服务，负责登记和报告患者的相关信息。患者经过急性期治疗后，进入恢复期治疗阶段。恢复期患者若需要继续观察病情变化，可以继续在精神专科医院或综合医院精神科接受院内巩固治疗和功能恢复训练，或者回到社区卫生服务中心或乡镇卫生院接受治疗随访和管理服务。患者所在单位、学校、社区对其提供适当的支持，有助于患者及早恢复生活能力和社会功能，减少精神残疾而重新回归社会。

（5）慢性精神疾病患者　慢性精神疾病患者是指遗留有部分功能残疾的常见或重性精神疾病患者。轻度的或短期的残疾一般可以通过康复训练得到大部分或部分恢复。

慢性精神疾病患者在康复训练期需要继续监测病情变化、接受随访治疗，获得生活、职业功能训练及康复指导。这些服务主要由社区卫生服务中心、乡镇卫生院等基层卫生机构提供，或由承担慢性精神疾病患者康复功能的精神专科医院提供。残疾程度较重或发病时间较长的有康复困难的患者，主要由承担慢性精神疾病患者康复功能的精神专科医院、社区卫生服务中心和乡镇卫生院等基层卫生机构提供照料服务，同时监测病情、提供治疗和简单的功能训练及康复指导。

7. 我国社区精神卫生防治形式有哪些

精神疾病的防治逐渐由主要入住正规专科医院转向医院与社区的合作，这是在与国外接轨。医院的功能主要是治疗急性期的精神疾病患者，而社区担任康复的功能。随着国家和社会对精神疾病的重视，社区防治现在已经展开。社区精神卫生最基本的服务形式是专家坐诊、巡诊等形式。社区康复将成为未来的发展趋势。

精神卫生问题既是重大的公共卫生问题，又是突出的社会问题。中国疾病预防控制中心在 2009 年年初提供的数据显示，我国各类精神障碍患者人数在1亿人以上,但公众对精神障碍的知晓率不足五成,就诊率更低。神经精神障碍在我国疾病总负担中已排名首位,约占中国疾病总负担的20%。预计到2020年,这个比率将上升至25%。长期以来,精神障碍患者比其他患者面临更多的躯体、心理、社会、经济压力,给患者家庭和社会带来了沉重的经济负担和安全隐患。精神卫生问题的严峻性和精神卫生工作在体制、体系、发展环境和总体水平中存在的众多问题,构成了精神卫生防治所面临的双重挑战。如何有效地治疗和预防精神疾病已成为当前医学界和社会普遍关注的问题。

我国1958年在南京召开的第一届精神病防治工作会议决定:根据我国缺少精神病专科医务人员的实际情况,应大力依靠基层医务人员开展精神病三级防治网,坚持"就近治疗、开放管理、群防群治"的工作方针。从20世纪60年代起,卫生部门就开始了精神疾病社区康复管理工作的探索,80年代中期建立的城市地区"上海模式"、农村地区"山东模式"等受到世界卫生组织专家的高度赞扬。20世纪90年代初,卫生部(现国家卫健委)与中残联等部门陆续在全国开展社区精神残疾康复工作,到2005年,覆盖人口已经达到4.6亿,共对274.3万重性精神病患者进行了综合防治康复。2008年1月15日,卫生部等17个部门印发了《全国精神卫生工作体系发展指导纲要(2008—2015年)》,提出按照"预防为主、防治结合、重点干预、广泛覆盖、依法管理"的原则,建立与"政府领导、部门合作、社会参与"工作机制相适应的精神卫生工作体系。坚持发展全面的精神疾病社区康复服务模式,健全完善社区康复机构。将精神疾病社区管理、心理健康指导工作纳入社区卫生服务机构、农村医疗卫生机构的公共卫生服务内容,加强精神疾病和心理行为问题的社区预防、医疗康复和管理工作。社区精神卫生服务弥补了专科医院的不足,使患者能就近得到康复;有利于精神病患者的心理社会康复,大幅减少了社区精神患者及其家属的经济负担和精神负担;改善了精神疾病患者的社会地位,减少了社会对精神疾病患者的忽视和侵犯人权的可能性,促进了社会和谐。但是,目前社区精神卫生工作中还存在预防和识别处理精神疾病与心理行为问题的力度不够、地区差异明显、防治机构和人员队伍缺乏、尚未建立有效的机构间工作衔接机制、精神疾病社区管理和康复薄弱等问题。这些问题严重影响着社区精神卫生服务工作的开展和实施效果，影响社区精神卫生服务的顺利推进和健康发展。

8. 什么是社区精神疾病患者的居家护理

自20世纪60年代社区精神卫生运动开展以来，精神疾病患者的家庭护理即成为精神卫生社区康复护理中的重要一环，它可使患者获得持续的医疗服务，减少疾病反复，促进康复，同时也可为患者家属提供身体上、心理上及情绪上的帮助，使患者及家属获得合乎人性的、个人尊严受到尊重的照顾。

根据患者家属的不同心态、不同的知识结构和不同的家庭社会环境等，进行有针对性的家庭护理指导极为重要。

(1)选定家庭护理责任人　选定家庭护理责任人是开展家庭护理的第一步。责任人在家庭成员中必须能协调好各成员间的关系，掌握家庭主动权。以责任人为护理知识的传播者，能发挥最大优势，取得最佳效果。

(2)家属心态分析　①配偶：配偶的心态一般是积极的，开始时四处求医，关心照顾，希望患者早日康复。但随着病程的迁延及反复发作，患者给家庭带来的沉重的经济负担和精神压力以及家属照护精力和体力的消耗，必然会引起心理性疲劳，使其对患者逐渐产生厌倦情绪，继之由关心转为漠视。②父母：子女患病，父母甚为担忧，他们急切地需要了解精神疾病知识，需要护理指导，希望子女早日康复。但随着病程的迁延，患者给父母带来的精神压力也是无法摆脱的，父母对治疗失去信心，采取消极或放弃的态度。③兄弟姐妹：他们中绝大多数对患者不承担任何责任，压力较小，但由于对精神病缺乏正确认识，加之社会的偏见，导致他们对患者怨怒乃至疏远。

(3)指导方法　①建立良好的关系：社区护士与患者及其家属之间应建立互相尊重、互相信任的良好的人际关系，这是搞好居家护理的基础。因此,要求社区护士除了具备良好的专业知识外,还应具备与精神疾病患者交往的方法和技能,观察病情的技巧及独立处理问题的能力。②创造良好的休养环境:家庭成员对患者的态度是家庭康复治疗成效的关键之一,如果家庭成员尊重患者的人格,团结友爱,像以前一样把患者当作亲人和家庭不可缺少的一员看待,那么患者在家中的康复治疗就能取得满意的效果。安静愉快的休养环境有利于患者的情绪稳定,平时家里要尽量保持安静,避免让患者看情节过分紧张、恐怖、刺激的电视,以免其受到不良刺激。③知识讲座:定期组织患者家属、社区及居委会人员学习有关精神病学等方面的知识,讲解精神科常用药物的作用、不良反应、注意事项及对疾病的治疗方法与预后巩固等问题,同时给予患者心理支持及情感介入,使他们了解对精神病患者的护理需要全社会的支持与理解,不应对患者冷漠、蔑视,甚至嫌弃,从而为促进精神疾病患者的身心健康献出一点爱。④为患者安排合理的生活制度:对于生活自理能力差的慢性精神疾病患者,社区护士应给予具体指导,根据病情特点、躯体情况以及家庭生活条件等与患者及家属共同拟定切实可行的生活作息方案,并引导患者自觉遵守,要求家属协助督促执行,如按时起床就寝,保证足够的睡眠,进行有益于患者身心健康的体育锻炼、读报、听广播、料理家务等力所能及的活动,培养患者对生活的兴趣,分散病态思维,促进患者劳动能力的恢复。⑤督促患者按医嘱服药:精神疾病患者接受正规的治疗出院后,需要继续服用药物维持治疗,有些患者需要长期服药,这是巩固疗效、预防复发不可缺少的措施。但由于缺乏相关知识的指导,通常不被患者及家属重视。因此,社区护士应有计划地定期对患者进行家庭随访,送药到家,评估患者的服药情况、病情变化及药物的不良反应,并介绍和强调坚持服药的重要性、服药后可能出现的反应及处理方法等,提高患者的遵医行为。

总之,为减少精神疾病患者的复发率,开展社区精神疾病患者的居家护理指导是完全必要的。在这项工作中,护士起着主导作用,需要他们用科学的方法指导患者家属对患者进行护理,使其不断加强身心锻炼，减少复发频率，将知识传输于家庭，实施于患者，达到使其康复的目的。

9. 社区精神卫生工作的重要程度如何

社区精神卫生工作是对社区所有居民进行预防宣传、心理咨询、家庭治疗、危机干预、康复指导和社会适应的统筹安排和管理。目的是提高该社区居民的心理健康水平。社区精神卫生工作不仅单纯治疗精神疾病，消除症状，更重要的是应用精神病学、流行病学、社会心理学及其他行为科学的理论和技术，在一定区域生活的社会人群中，开展精神卫生知识的宣传，加强公众对精神卫生的重视；预防和治疗精神疾病，促进精神疾病的康复；开展精神卫生的调查研究，了解社区对精神卫生服务的需求；利用各种社区资源，满足人们对精神卫生的需求；参与精神卫生政策的制定、评价和管理。

由于精神病院的环境不同于正常的社区家庭环境，康复期患者长期生活于众多精神疾病患者之中，不利于减少精神残疾的发生，也不利于促使患者回归社会。精神疾病的慢性病程和高复发率的特点决定了90%以上的患者的大多数时间是在社区和家庭生活中度过，需要得到社区长期的照料。

总之，加强社区精神卫生工作十分重要，它对精神病患者的康复十分有利，不仅是医院精神医学的延伸，更是将临床医学、预防医学、康复医学以及保健医学融为一体，在社区这一广阔空间里发挥深远影响。

10. 社区精神卫生服务管理的意义是什么

（1）对患者的意义　控制症状、预防复发、改善功能。

（2）对家庭的意义　减少损失、减轻负担、减少羞耻感。

（3）对社会的意义　减少损失、保障安全、促进和谐。

11. 社区精神卫生服务网络有哪些

(1)双向转诊　精神卫生专业机构与社区。

(2)点对点技术支持　精神科医师与社区精防医生。

(3)社区关爱帮扶小组　精防人员、民警、村(居)委员会干部、助残员、社工等。

12. 社区建档登记资料的要求及依据是什么

社区建档登记资料的要求是:患者档案资料由基层医疗机构存档保管,一人一档,专人保管,不得泄露患者隐私。

社区建档登记资料的依据是:

(1)精神卫生专业机构出具的诊断证明　建档患者必须有诊断证明书、门诊病历、住院病历、出院信息单这四项中一项的原件或复印件(有明确诊断的一页)。

(2)参加严重精神障碍管理治疗服务知情同意书。

(3)《居民健康档案表》。

(4)严重精神障碍患者个人信息补充表。

(5)患者危险行为评估表。

(6)严重精神障碍患者随访服务记录表。

13. 社区精神卫生服务的主要工作内容是什么

社区精神卫生服务是一个不断发展和完善的过程,服务的内容和范围都将随着工作的深入不断地增加和扩大。我国当前社区精神卫生服务的主要工作内容有:

(1)为社区普通人群提供心理咨询　在社区居民健康体检的过程中,有针对性地进行心理活动的评估,尤其是对于重点人群,如妇女在孕产期的情绪状态,老年人的记忆、智力活动等,以便早期发现抑郁症、老年痴呆症等。通过举办科普讲座、开展咨询活动、发放科普宣传读物、制作宣传展板等形式,向社区居民普及精神卫生知识,促进其精神健康水平。

(2)建立社会化工作服务体系,切实做好精神病防治、康复工作,充分利用技术资源,发挥基层组织和社区居委会的作用,为精神疾病患者提供医疗康复等方面的服务。

(3)开展精神疾病线索调查,建档立卡　对社区精神疾病患者进行线索调查,是开展社区精神卫生服务的首要任务,也是动态掌握社区精神疾病变化的第一手资料。组织精神科医师每年要对社区的精神疾病患者进行免费检查。如果社区的精神疾病患者因病情复发加重,紧急住院治疗,出院后要及时将其有关治疗情况转入社区,以便在社区卫生服务中心中继续进行社区康复治疗。对精神疾病患者的疾病资料进行妥善保管,坚决维护患者的隐私权。

(4)筛查重症精神疾病患者,签署"管理治疗网络知情同意书",并登记、上报当地疾控中心;登记已确诊的重性精神疾病患者并建立"居民个人健康档案";在精神卫生医疗机构指导下,定期随访患者,指导患者服药,向患者家庭成员提供护理指导,将随访结果上报区疾控中心;协助精神卫生医疗机构开展重性精神疾病患者应急医疗处置;向精神卫生医疗机构转诊疾病复发患者;参与重性精神疾病防治知识健康教育工作。

(5)开展社区康复治疗,促使患者早日回归社会　个案管理员在对社区精神疾病患者进行随访的同时,将对患者进行社区康复治疗。社区康复治疗的内容包括心理康复指导、家庭护理指导、劳动技能训练、工娱治疗和职业康复等。社区治疗的目的是减轻精神残疾的程度,促使患者早日回归社会。康复机构的形式有工疗站、农疗基地、活动中心、托养中心、中途宿营、职业技能培训中心等。社区卫生服务机构在残联的配合下开展"社会化、综合性、开放式"的精神疾病康复工作。

(6)及时发现和报告失访患者、死亡患者情况,填写失访(死亡)患者登记表,并每月上报区疾控中心。

(7)对患者家属和社区居民开展健康教育　广泛开展健康宣传活

动，普及精神疾病防治知识。由于受社会偏见的影响，目前社会上仍存在歧视精神疾病的现象；相当一部分的精神疾病患者及其家属存在社会羞耻感，不愿意被别人知道，担心受到社会歧视。精神疾病患者和躯体疾病患者一样，也是疾病的受害者，应得到人们的理解和帮助。社区卫生服务机构要广泛开展健康宣传活动，普及精神疾病防治知识，在社区中造就良好的社会风尚，关心、尊重精神疾病患者，帮助他们回归社会、社区和家庭。

14. 社区卫生服务机构有什么发展前景

社区卫生服务的发展前景是广阔的。随着经济的发展、时代的进步、文明程度的提高，社区卫生服务已愈来愈被人们重视和认识。为了使其进一步发展，针对社区卫生服务中心现状中的问题和发展前景做一些初步探讨。

（1）进一步加强宣传力度　①政府层面：主要加强对各级干部的政策宣传，充分重视社区卫生服务在社区建设和管理中的作用和地位，把社区卫生服务作为医疗体制改革的突破口，达到探索根本改革医疗体制，实现彻底解决群众看病难、看病贵等问题的目的。把其真正列入议事日程，纳入本地区经济、社会和城市发展总体规划及精神文明建设规划，列入工作目标和考核内容中。②新闻媒体方面：主要加强对人民群众的宣传，使他们充分感受到社区卫生服务是党和政府的德政民心工程，对社区卫生服务的发展方向、服务内容、服务形式、相关政策做专题宣传，使人民群众了解、理解、支持和配合社区卫生服务的各项工作。③社区卫生服务机构本身：要对医护人员进行专业培训，强化社区卫生服务的意义、工作内容、操作规范、服务形式、管理要求等，促进社区卫生服务走上服务规范化、管理科学化、设施标准化的轨道。

（2）进一步突出政府行为，完善补偿机制及配套政策　“以医养防、以药养医”是对政府补偿不足的补充。实行医药体制改革后，建议政府基于财力现状，加大对医院的财力补偿，补充社区卫生服务发展中的资金不足,真正使从事社区卫生服务的全科医师成为社区居民的守护人、医疗和保健的守门人。同时,应调整医疗相关政策,取消对供方单方面的不公平的制约措施,以促进卫生事业的发展。作为医院管理者,应积极采取应对措施,大力改善就医环境,改善服务态度,提高医疗质量,尽可能降低成本、节省费用,并重点加强内部运行机制的改革,根据医疗要求,重新确定自己的功能定位和主攻目标。

(3)进一步完善卫生机构内部运行机制,加强全科医师人才培养,推进社区卫生服务整体水平的提高　要建立内部竞争机制,深化人事制度、分配制度改革,形成优胜劣汰,奖勤罚懒,能者上、庸者下的内部运行机制。短期速成和集中脱产学习方式相结合,系统、全面地学习全科医学知识,并广纳人才,以提高社区卫生服务中的整体素质。

(4)进一步探索社区卫生服务的新模式、新方法,不断分析、研究、解决出现的新情况、新问题　随着老年人口的不断增加,老龄化已成为当今社会的重大问题,提高老年人的生命质量和生活质量十分迫切,给社区卫生服务工作带来了很大的挑战:①解决社区卫生服务站纳入社区卫生服务中心统一归口管理问题;②在家庭保健合同、户籍制家庭医生、家庭护理、社区康复等服务模式上不断探索发展,根据不同的层次、不同的需求,实行不同的服务新模式和新方法,如家庭照料、临终关怀、安宁护理等;③对社区的重点人群,如儿童、妇女、残疾人和精神病、慢性病患者等,建立基础信息资料,实行系统管理和动态管理;④在服务方式上采取全科医生、社区护士、预防保健、公卫医师组成的团队服务,以块为主、分片包干、责任到人,建立规范的社区卫生服务规章制度,全面推进整体服务水平的提高。

综上所述,社区卫生服务在发展中存在的问题和不完善的现状,是我国社会主义初级阶段特有的客观情况,是事物发展的必然。在今后的发展中,社区卫生服务只要坚持政府的正确领导、社会的全面重视,同时配以相关政策,完善补偿机制,加速人才培养,引入竞争机制,进一步探索新的服务模式,完善管理体制和操作规范,提高社区卫生服务中心的整体素质和服务水平,合理配置、利用和管理社会资源,构筑城市社区卫生服务体系框架，努力满足社区群众日益增长的基本卫生服务需求，社区卫生服务事业就会显示出强大的生命力，就会蒸蒸日上，成为社会进步和社区文明的重要标志。

15. 社区老年人的心理健康现状如何

随着自身机体的衰老、神经系统功能的改变，以及社会生活方式的不断变化、退休带来的社会角色改变和一些负性事件的发生等，社区老年人的各种心理问题也随之产生。研究表明，老年人是各类心理问题、障碍或疾病的多发人群，老年痴呆症、抑郁症、精神分裂症、情绪障碍、滥用药物及酗酒等现象在社区老年人中比比皆是。有报道显示：目前老年抑郁症已成为老年人的第二大杀手。高于65岁的老年自杀者在总自杀人群中占19%；重性抑郁症占自杀死亡者的13%～70%。根据调研组的调查问卷分析，有39.3%的社区老人有一定程度的心理问题。可见，社区老年人的整体心理健康现状令人担忧。

社区老年人易产生的心理问题主要有：

(1)孤独与寂寞　老年人随着年龄增大，活动范围锐减，同龄人的圈子越来越小，加上知识老化、信息闭塞，很难跟上时代的节奏，与年轻人的共同语言不多，沟通有限，况且孩子们整日忙忙碌碌，来去匆匆，更难有时间和老年人交流。据调查，超过60%的老年人都表示会孤独和寂寞，尽管有些家庭是三代甚至四代同居，儿孙满堂，表面上看起来热热闹闹，可老年人的内心仍然感到孤独难耐。

(2)自卑与多疑　身体器官逐渐老化本是一种正常的生理变化，但随着年龄的增长，老年人身体慢慢臃肿、行动日益迟缓、反应不断迟钝、记忆力逐渐衰退，导致相当一部分老年人产生自卑心理。同时，由于对他人的依赖性越来越强，部分老年人会产生多疑情绪，有时候身边的一个眼神或一句悄悄话，都会让老人琢磨半天。多疑使不少老人变得情绪不稳、喜怒无常、性情古怪。

(3)失落和焦躁　这是刚退休的老年人易产生的消极情绪，特别是曾有一定社会地位的老年人。社会地位突然由优势转变为弱势，有序、充实的生活突然转变为空闲的生活，这种强烈的反差会使一些老年人心理严重失衡，从而产生强烈的失落感和莫名的焦躁感。具体表现为两种极端反应：一是心情急躁、牢骚满腹、极易发怒，二是心情郁闷、莫名失落、沉默寡言。尽管不少人做了一定准备，但仍然在一定时期内难以适应角色的转变。

（4）恐惧和讳疾忌医　生老病死乃自然规律，随着年龄增长，多数老年人都会有身体衰退现象，一般都患有或是潜伏着某些疾病隐患。尤其是看到自己周围的熟人、朋友猝然因病去世，无形中对自己产生了较大的影响，并且渐渐对疾病和死亡产生了莫名的恐惧。当自己的身体出现某些症状后，一方面，会对死亡产生强烈的恐惧，另一方面，又会对去医院就医产生强烈的抵触情绪，甚至有些老人认为，一到医院就再也出不来了。

16. 影响社区老年人心理健康的主要因素有哪些

（1）生理改变　人进入老年以后，体力和记忆力都会逐步下降，这种正常的衰老变化使老年人难免有“力不从心”的感受，并且带来一些身体不适，甚至是痛苦。尤其是高龄老人，甚至因担心“大限将至”而胡乱求医用药。如果在衰老的基础上再加上疾病，有些老年人就会产生忧愁、恐惧心理。这是生理上的改变引起的一系列心理上的变化，是一种自然现象。当然，不同心理状态的老年人对待衰老和疾病的态度迥然不同，如果一味放大生理变化带来的心理变化，老年人的性格会变得孤独、怪癖。尤其是离退休后上述变化速度加剧，甚至出现一系列突发或恶性疾病；相反，如果正确认识生理变化，有更高的精神追求，则会让老年人愉快地度过晚年生活。

（2）社会角色转变　离退休是一种正常的角色变化。退休前，人们是财富的创造者，与社会的联系紧密，能随着社会发展而学习进步，拥有较高的社会地位；退休后的老年人是消耗者，信息相对闭塞，对于新生事物的接受和理解能力逐步下降，对于社会发展变革处于相对被动的状态，是社会弱势群体。这种从强势到弱势的社会角色转变，必定会导致心理上的巨大落差，从而产生不健康情绪。当然，对退休有不同认识的群体会产生截然不同的效果。如从同一个单位的两位老人，从工人岗位退休的认为，退休可以摆脱繁重的工作负担，有充足时间料理家务、消遣娱乐和结交朋友；从领导岗位退休的则认为，退休后生活重心由事业变成家庭琐事，原来广泛的社会联系也骤然减少，社会地位大大下降，很不适应。可见，不同认知会对人有较大影响。

(3)家庭环境　家庭是人类生活中最基本、最重要的一种组织，个人的生存、种族的繁衍、社会的安定均与家庭密切相关。老年人离退休后，从社会转向家庭，家庭便成为老年人最重要的精神、物质和生活依托。因此，家庭的和谐、家庭成员健康的个性对老年人具有特殊的意义，对老年人的身心健康也具有重大的影响。有不少老年人害怕遭到家庭的抛弃，或是因家庭琐事引起情绪变化继而产生心理问题。

(4)经济状况　经济是保证老年人日常生活和享受健康的基础。目前，我国老年人的经济收入一般都低于在职人员，同时，由于老年时期疾病逐步增加，必定导致医疗服务费用逐渐上升，使老年人的经济状况更加恶化。有的需要子女负担其部分医疗服务费用。

17. 社区精神卫生服务的基本原则是什么

(1)以促进身心健康为服务目标　不仅防治疾病，更要预防控制导致精神障碍的危险因素，提高其承受应激和适应社会的能力。

(2)以社区人群为服务对象　以促进社区内整个人群的身心健康为准则，提高他们的心理健康意识和水平，纠正不良行为和病态价值观念。必须充分重视对社区家庭成员身心健康的促进工作。

(3)以社区需求为服务导向　社区精神卫生服务以社区需求为导向，强调其服务的针对性和可及性。针对性是指社区精神卫生服务应从社区本身的实际情况和需求出发，做出正确的社区诊断，设立适合于社区自身特点的社区精神卫生项目来解决问题。可及性是指根据服务对象的特点，设立方便社区人群的服务方式和服务项目。

(4)多部门合作　社区多部门合作中，卫生部门承担组织和管理功能,对社区卫生服务中心和各站点的设置标准、技术规范和人员配备等进行业务指导和监督。

(5)人人参与 不仅动员社区每一个人明确与其切身利益密切相关的心身健康问题,主动去营造促进其身心健康的环境,更应鼓励其积极参与到确定社区精神卫生问题、制定和评估社区精神卫生规划等决策中来。

18. 社区精神卫生服务的基本特征是什么

与其他类型的卫生服务相比,社区精神卫生服务有其自身特点。

(1)综合性服务 提高社区人群的身心健康水平,而非单纯地治疗精神障碍患者,决定了社区精神卫生服务的首要特征为综合性服务。主要体现在以下几个方面:①服务对象:既不分性别和年龄,也不分患者、亚健康和健康人群;②服务方式和内容:是从生物、心理和社会文化等方面来促进心身健康、预防心身疾病、治疗和康复精神障碍患者;③范围:包括个人、家庭和整个社区人群。

(2)联系性服务 肩负着长期和相对固定的责任,从心身健康危险因素的监测到机体出现最初的功能失调,至疾病发生、发展、演变和康复的整个过程,包括新、旧、急性和慢性患者的住院、转院和出院等不同时期,为社区人群提供连续性的心理卫生服务。

(3)协调性服务 社区精神卫生工作者的职责是向社区所辖的人群提供广泛且综合的心理卫生保健服务,需要其他医疗和非医疗部门的配合。

(4)可及性服务 是社区精神卫生服务的一个显著特点,既包括时间和地理位置上的方便性,也包括心理和经济上的可接受性。

19. 精神障碍患者的家庭管理内容有哪些

在推动和促进精神障碍患者康复的过程中,家庭是至关重要的。家庭支持是让患者密切接触社会,有利于改善患者的精神状态,避免其与社会隔绝而引起的精神衰退。家庭管理可为患者提供良好的休养环境;患者与家人团聚,有利于得到亲人照顾,享受家庭的温暖;参加家务等活动,可改善患者精神状态,避免精神衰退。

精神障碍患者的家庭管理是以家庭为单位,把家庭看成一个整体,并在特殊环境中进行心理治疗及护理的过程。其具体做法是借助家庭内沟通与互动方式的改变,以护理人员为主体,直接实施和指导、协助患者的家庭成员对患者进行护理,以帮助患者更好地适应其生存空间。

家庭护理的内容包括患者的日常生活护理、用药护理和心理护理三部分。

(1)患者的日常生活护理

1)个人卫生的料理:指导患者保持自身清洁,料理卫生,注意个人仪表等。

2)饮食方面的护理:保证充足营养,注意安全,谨防噎食。勿食易引起兴奋的食物,如咖啡、浓茶、酒等。老年患者的饮食应以清淡易消化食物为主,少食油腻食物,忌辛辣、生冷及坚硬食物。

3)睡眠护理:选择安静、清洁、通风、避免强光和噪音刺激的地方。劳逸结合,作息时间规律,睡前禁饮浓茶、咖啡及各种刺激性的食物。

4)安全防范:患者的行为受精神症状支配,须注意安全防范,时刻警惕,不能疏忽。防止患者自杀自伤,病情严重时要及时住院治疗。

5)居室布置:要力求安全、简单、整洁、大方。病情稳定、无攻击行为的患者,最好同亲人住在一起,不要独居或关锁。与家人保持接触,一起生活,有利于病情恢复。

(2)患者的用药护理　家属和患者要了解药物的作用与副作用,了解坚持用药的重要性。督促患者按时按量服药,送药到胃,避免藏药。药品由家属妥善保管,防止药物变质过期,特别要防止患者一次性大量吞服药物,造成不良后果。了解及掌握一定的抗精神病药物的常见不良反应与处理。

(3)患者的心理护理

1)多与患者沟通交流:要营造轻松、温馨的家庭氛围,关心爱护患者，减少患者的自卑感。在交流过程中，对于患者病态的认知，不急于纠正辩论，应该适当转移话题，从而转移患者对疾病的注意力。

2）开导患者：随着对症状的控制，患者自知力的恢复，患者可能会因患病而感到自卑，进而产生悲观轻生的念头和情绪，在此阶段，家庭的温暖、鼓励和支持，可使患者精神有所依托。家属要稳定其情绪，帮助患者树立战胜疾病的勇气和信心，树立热爱生命、热爱生活的信念。此外，精神疾病患者常有孤僻、少语和多疑、固执的不良性格特征，家属要多开导，对其不良行为要有意识地进行矫正，同时避免不必要的刺激。

20. 精神障碍患者社区管理的意义是什么

精神障碍患者的社区康复是精神医学的重要组成部分，它是以社区为单位，研究精神疾病的预防、治疗、康复及社会适应的统筹安排和管理，以达到延缓精神疾病复发，促进与维护社会秩序的目的。

精神障碍患者社区管理有如下意义：

（1）密切接触社会，改善患者的精神状态　院外家庭治疗与护理，是在社区医生的指导下，由家属来完成。家庭可为患者提供良好的休养环境，患者可与家人团聚，得到亲人的照顾，享受家庭的温暖，还可以广泛地接触社会和现实生活，参加力所能及的家务劳动或手工艺活动等。与周围环境密切接触，可改善其精神症状，从而避免因长期住院与社会隔离引起的精神衰退。

（2）社区医生定期随访，以巩固疗效，预防复发　社区医生应定期随访，掌握患者的情况，如病情是否稳定，是否坚持服药等。随访指导可促使家属对患者防治疾病的重视。如按时服药，定期复查，安排合理的生活习惯，可收到巩固治疗、预防复发的效果。

（3）促进患者社会功能的恢复　随着精神医学的不断发展，社区机构不断得到完善和健全，依靠社会上有关方面的力量，将散居在社会上的精神疾病患者组织起来，开展药物治疗、工娱治疗和心理治疗相结合的综合治疗，并加强家庭护理。让患者参加有组织的生产劳动，培养训练他们的劳动技能，让其为社会创造财富，减轻家属和国家的负担，利于患者康复。

21. 什么是“去机构化”管理

去机构化管理是西方发达国家数十年来大力提倡和推广的精神障碍患者治疗和管理体系。“去机构化”管理是逐步关闭大规模封闭式管理的精神病医院，将患者接回家中，在正常环境中疗养，帮助他们早日回归社会。

22. 社区精神卫生服务的概念是什么

“社区精神卫生服务”是以社区为单元开展精神疾病的预防、治疗和康复工作，目的是提高社区居民的心理健康水平。社区精神卫生服务在服务范围上有广义和狭义之分。广义上，以社区中全体居民为对象，即包括心理状态正常者，开展所谓“大卫生”范畴的服务，需要政府及其各部门与全社会的共同参与；狭义上，主要服务对象为社区中的精神疾病患者，由卫生部门承担主要任务，同时也需其他部门的协同和配合。对于后者，我国精神卫生专业工作者习惯上称之为“精神疾病的社区防治”。在我国目前的情况下，精神疾病的临床诊疗主要是在精神病专科医院进行的，社区精防医生的主要服务对象是诊断明确、病情稳定、处于维持期治疗的精神病患者。

23. 实施以奖代补政策，落实严重精神障碍患者监护责任有什么意义

精神障碍患者监护人依法对患者履行监护责任，精神障碍所在地乡镇（街道）和县级人民政府有关部门帮助患者解决实际困难，是《民法通则》《精神卫生法》《残疾人保障法》《侵权责任法》等法律明确规定的。近年来，部分地区根据相关法律规定精神，深入贯彻落实《关于加强社会治安防控体系建设的意见》和《关于加强肇事肇祸等严重精

神障碍患者救治救助工作的意见》要求，出台以奖代补政策，对患者未发生肇事肇祸行为的，给予监护人奖励。这项政策取得了良好成效，患者服务管理水平得到提高，肇事肇祸率明显下降。实践表明，对监护人实施以奖代补政策，有利于减轻患者和监护人经济负担，提高监护人的积极性，促进监护责任有效落实；有利于各级有关部门建立健全以居家监护为基础的社会化、综合性、开放式精神疾病康复工作体系，更好地为患者提供治疗康复服务和人文关怀；有利于进一步完善患者救治救助保障体系，从源头上预防和减少患者肇事肇祸案（事）件的发生。

24. 如何确定奖补对象，依法认定监护情况

将本地有肇事肇祸行为及纳入国家严重精神障碍信息管理系统的危险性评估在3级（含）以上的严重精神障碍患者，且家庭困难、监护人无能力落实监护责任和查找不到监护人的，由公安、民政和卫生计生部门认定后，依法明确监护人并将患者监护人确定为以奖代补对象，由乡镇（街道）和患者监护人签订监护协议，依法明确双方权利义务，实施有奖监护。公安部门牵头对患者在奖补年度内有无肇事肇祸行为进行依法认定。患者未发生肇事肇祸行为的，监护人可以足额领取监护奖金。监护奖金由监护人提出申请，村（居）委会申报，乡镇（街道）审核，综治、安全、民政、卫生计生、残联等部门共同认定后，由乡镇（街道）统一发放。

25. 国家出台的严重精神障碍救治救助政策有哪些

（1）严重精神障碍社区管理患者的抗精神病药物维持治疗补助

贫困患者抗精神病药物治疗申请，补助标准为每人每年1400元。申请流程为由患者本人或家属（监护人）向市级项目办公室（或经授权的基层医疗卫生机构）提交“贫困严重精神障碍患者抗精神病药物治疗补助申请表”、患者身份证原件及复印件、患者近期照片、所在村（居）委会对申请人身份和经济状况的证明［城市患者家庭人均收入

低于当地贫困县平均收入水平，农村患者经济收入低于当地乡（镇）平均收入水平］。市级项目办公室对贫困患者治疗补助对象的资格进行审核，对符合条件者予以批准，同时签署知情同意书和治疗同意书。卫生计生行政部门应当每年组织评估已获补助患者的病情（包括危险行为）和家庭经济情况，必要时调整补助对象。

（2）医保、合作医疗的医疗费用报销

1）凡参加城镇职工医疗保险的精神疾病患者，可按医保政策规定，享受住院医疗费用报销，其中患者住院医疗费起付线为500元，起付线以外报销比例为88%（退休职工为91%）。住院医疗费用在出院结算时实行直通车报销原则。

2）凡参加新型农村合作医疗（简称新农合）或城镇居民医疗保险的精神疾病患者，均可按《西安市城乡居民基本医疗保险补偿方案》的政策享受住院医疗费报销。每次住院起付线为400元，起付线外报销比例为75%；凡办理了门诊特殊慢性病手续的合疗患者，其门诊医疗费用可按65%报销，全年门诊报销限额为8000元以内。新型农村合作医疗患者住院医疗费在患者出院结算时按直通车原则统一报销，门诊特殊慢性病医疗费用患者需持身份证、户口本、合疗本、慢性病本和门诊处方、发票进行直通车现场报销。

城镇职工、居民参保患者办理特殊慢性病门诊手续所需资料及程序按医保相关政策执行，具体情况可到医保中心所在单位、社区咨询。

3）参加新型农村合作医疗的精神疾病患者办理特殊慢性病门诊报销手续，须提供患者本人身份证、户口本、新型农村合作医疗本原件及复印件和两年内在精神病专科医院住院的病历（复印件）、门诊病历、诊断证明和2张1寸免冠彩照，到本人户口所在地卫生院审核办理。待门诊特殊慢性病本办好后，即可享受门诊慢性病报销政策。

（3）精神残疾患者医疗救助　凡具有西安市户籍，且持有第二代残疾证，并经有资质的精神科医师诊断确诊的精神疾病患者，经患者本人或法定监护人自愿申请，所在社区（村、居委会）、镇政府、县残联审核同意，均可享受门诊服药救助和住院医疗救助。

1）住院医疗救助：凡符合上述条件，经精神专科医师诊断确需住院治疗的患者，每人每年可在定点医疗机构享受最高不超过4000元的住院医疗救助，用于支付医保、新型农村合作医疗报销后须由个人承担的医疗费用。

2）申请办理程序及需提交的资料：凡申请精神残疾医疗救助（即门诊服药救助、住院医疗救助）的患者须提供以下资料：①医疗救助书面申请（原件、复印件各1份）；②患者身份证、户口本、精神残疾证原件及复印件2份；③法定监护人身份证、户口本原件及复印件2份；④精神科医师出具的诊断证明原件及复印件共2份。

（4）民政经济困难救助　凡农村五保户或家庭经济特别困难的严重精神疾病患者家庭，在享受医保、新型农村合作医疗和精神残疾治疗救助等优惠政策之后，仍无力承担医疗费用，或无人和无经济收入的特困患者家庭，可通过村（居）委会、镇政府和县民政局逐级申请专项救治救助，申请所需资料及程序依据民政部门政策规定办理，具体情况可向镇政府或县民政部门咨询。

26. 国家对精神疾病患者有哪些补贴政策

国家对精神疾病患者有以下的补贴政策：①可享受残疾人待遇，个人营业或家人经商可免税；②家庭贫困户还可以享受低保，特困家庭户可享受民政困难补助；③还可免费服用常规的抗精神病类西药，但需要办理“残疾症”；④对精神疾病患者因精神病在精神病专科医院住院者，提高新农合报销比例。

27. 国家对贫困精神疾病患者有哪些救助政策

对符合城市低保条件的，民政部门按程序应保尽保，按城市低保保障标准全额发放城市低保金，并视困难程度予以分类施保救助。对享受了城市低保的精神病患者，可从城市医疗救助金中解决一定金额的医前救助卡，用于平时购药维持治疗；对严重精神病患者入院治疗的,按城市医疗救助政策,一年可予以最高限额的住院救助。对符合农村低保条件的精神疾病患者要纳入农村低保。纳入农村低保的可按农村低保补差标准全额进行补助。对农村精神病患者,农村医前救助每年可从农村医疗救助金中酌情解决 100 ~ 200 元的医前救助卡,用于在就近卫生院或卫生室购药维持治疗;病情严重需入院治疗的,通过农村新型合作医疗报销后再予以二次救助。

28. 农村贫困精神疾病患者就医有什么优惠政策

对参加新型农村合作医疗的精神疾病患者在精神病医院治疗精神病年门诊费用超过 1000 元的,新合办继续执行一年定额补助 200 元的政策。对精神疾病患者因精神病在精神病专科医院住院者,新农合报销比例提高到 70%。具体事宜可到所在乡镇民政办咨询。

29. 免费药物治疗的对象和金额是多少,审批手续怎样办理

一是在重性精神病管理项目中的所有患者都可以享受门诊免费治疗,每人每年免费 1400 元;二是精神疾病残疾人在办理了残疾证后每人每年可以享受 1500 元的免费治疗。具体的办理手续是:重性精神病管理项目中的所有患者在项目办办理,领取相关表格填写后可以享受;精神疾病残疾人在办理了残疾证后,在各个区县残联康复处办理门诊免费服药卡,就近取药。

30. 精神疾病患者住院免费的金额是多少

全国各地的免费政策有所不同,政策由当地政府部门制定,具体参照有关文件执行。陕西省全省重性精神病管理项目中的所有患者都可以享受门诊免费治疗,每人每年免费 1200 元;住院免费金额 2000 元由各地项目办掌握,视不同情况决定。西安市精神疾病残疾人在办理了残疾证后每人每年可以享受 1500 元的免费治疗,每次住院享受

4000 元补助,用于除医保、新农合报销外需个人承担的部分,手续要严格审查。特殊情况也可申请第二次补助。

31. 社区严重精神障碍患者康复服务的内容是什么

社区康复治疗是以社区为基础的康复治疗。WHO 所强调的定义是:启用和开发社区的资源,将残疾人及其家庭和社区视为一个整体,对残疾的康复和治疗所采取的一切措施。

在社区中,对精神疾病患者提供康复治疗的主要措施是制订个体服务计划,实施个案管理。

(1)个案管理　是指对已经明确诊断的患者,根据患者的病情、社会、经济状况和心理社会功能特点与需求,通过评估患者的精神症状、功能损害或者面临的主要问题,有针对性地为患者制订阶段性治疗方案,以及生活职业能力康复措施(又称"个案管理计划")并实施,以使患者的疾病得到持续有效治疗、生活能力和劳动能力得到恢复,帮助患者重返社会生活。

个案管理是现代精神疾病康复治疗中非常重要的成果。个案管理的目的是协调各种社区服务,避免相互脱节,提高社区服务的质量和效率,以满足精神疾病患者社区康复治疗的需求。个案管理是社区康复治疗的一项关键技术。在社区中登记的每一名精神疾病患者都由一名个案管理者负责。个案管理者是精神疾病患者接触的关键人物,相当于精神疾病患者的经纪人,帮助精神疾病患者获取各种精神卫生服务资源。实施患者个案管理的人员应以精防医师和精防护士为主,可以吸收经过相关培训并通过考试的社会工作者、心理卫生人员参加。上述人员组成个案管理组,根据各自的专业特长分工合作,并与精神疾病患者和家属形成康复治疗联盟。

(2)制订个体服务计划　在精神科执业医师指导下,个案管理组负责全面评估和制订患者个案管理计划。其中,医疗计划由精神科执业医师制订。

个案管理计划分医疗计划、生活职业能力康复计划两个部分。医疗计划主要包括病史采集，患者精神、躯体症状、危险性、服药依从性和药物不良反应检查评估，制定包括药物治疗、药物管理和行为问题处理在内的医疗方案。生活职业能力康复计划主要包括患者个人日常生活、家务劳动、家庭关系、社会人际交往、社区适应、职业与学习状况、康复依从性与主动性检查评估，提出具体指导和康复措施等。

对于“病情稳定患者”的个案管理计划以生活职业能力康复为主，有针对性地提出具体康复措施，挖掘患者潜能，改善和提高患者的社会和职业能力。对于“病情基本稳定患者”的个案管理计划首先应该从医疗计划开始。有条件的地方，逐步增加生活职业能力康复计划。对于“病情不稳定患者”的个案管理计划以医疗计划为主，旨在改善患者精神症状和服药依从性，降低危险行为的发生。

（3）实施个案管理计划　个案管理计划由个案管理员负责指导、督促和帮助患者与家属执行。

一个完整的个体服务计划是一个封闭的环，包括以下 7 个步骤：①现况评估；②对基于精神状况、躯体状况进行个案的评估；③明确问题；④确定目标；⑤确定成功的指标；⑥采取的策略；⑦各环节中患者、家属和个案管理员的责任；⑧制订进度表。

32. 常用的社区康复技术有哪些

（1）工娱治疗　是通过工作和娱乐促进疾病康复，防止精神衰退，提高适应环境能力的一种辅助治疗方法。工娱治疗既可以在医院内实施，也可以在社区实施。工娱治疗在精神疾病的康复中具有非常重要的地位。

（2）社会技能训练　社会技能是个体在社会交往中将同伴接纳、个人行为和社会效果三者有机结合的技巧和能力，是个体经过学习获得的，在特定社会情境中有效而适当地与他人进行相互适应和交往的活动方式。

社会技能训练是指用训练的方法和学习的原则，提高精神疾病患者生活、学习、工作等方面的行为技能，使其尽可能恢复参与社会及独立生活的能力。训练时辅以适当的维持性药物，使精神活动异常获得控制或缓解，以尽量提到社会技能训练的效果。

需要注意的是，在社会技能训练中，个案管理员和精神疾病患者的身份分别转化为训练师和康复者，以淡化精神疾病患者的“患者角色”，增强其学习者的角色意识，即“我”是来学习各种技能的，不是来进行治疗的。

社会技能训练包括自我管理相关技能、环境管理相关技能、人际交流相关技能和任务处理相关技能训练。自我管理相关技能有使用药物自我管理、个人仪表卫生管理和钱财管理。环境管理相关技能指保持生活环境整洁、享受休闲娱乐和使用交通工具。人际交流相关技能指能够发起或进行良好的会谈、恰当的待客与约会，以及独立、主动求医。任务处理相关技能只准备食品、外出购物和求职。

社会技能训练的核心思想是培养康复者的责任心和计划性。训练操作的主要形式有行为矫正、情景模仿、角色扮演、示范指导、辅导和作业练习。

(3)职业康复训练　是为了让精神疾病患者完全回归社会、重新就业或者变换岗位进行的针对性训练，比如烹饪、理发、打字、文件整理等。这类训练往往是在家属的支持下，在精神疾病患者病情非常稳定，并且具有相当的受教育程度的情况下实施。这是最理想的精神疾病康复训练。

精神疾病患者进行职业康复训练应具备的条件：①病情较轻、缓解良好者；②原文化程度较高，但不适合担任原来的工作，单位有改变其岗位的愿望；③家属为了保障精神疾病患者未来的生活；④精神疾病患者本身具有重新工作的愿望，但缺乏相应的专业技能。

实施职业康复训练前，对照康复者的病前职业情况，综合考虑康复者急性期主要症状、目前精神状态、家庭支持情况、原单位支持情况、个人爱好与特长等，对其工作技能进行评估。

由于受精神疾病影响，与正常人比较，精神疾病患者进入工作状态慢。因此，需要进行适应性或始动性工作训练，要求“先带后帮再放手”，在工作时间、内容、范围上采取逐步深入的方法，使其逐渐适应。

职业康复训练的主要形式：①简单作业训练：这种训练往往是作业程序简单、技术要求低、形势比较单一、品种内容适合大多数患者的工作。这种训练常在精神疾病患者就业行为训练前的准备阶段安排，一般可以大面积、经常性开展。一般来说，应该根据患者的病情特点、受教育程度和原职业情况分别进行安排。这曾经是我国开展得最广泛的精神疾病康复训练活动之一。但是，随着我国现代化程度的加快，对工艺要求的提高，这类工作越来越少，使这类训练开展的难度越来越大。②工艺制作训练：又称为“工艺疗法”，主要是培训患者的手工业操作。内容包括编织、服装裁剪和制作，如工艺美术品制作、玩具及装饰品制作等。由于这类训练常需要较强的艺术性及技术性，往往只适合精神疾病程度较轻者。在训练中应配备相应的专业人员进行耐心的指导和帮助。由于这类训练可激发患者创造力、增加才智、培养兴趣及稳定情绪，常会使患者自觉参加，对心理社会康复具有很重要的意义。

33. 心理康复的原则是什么

(1)尊重患者，建立平等、协作的治疗关系。

(2)关注患者症状变化，并积极引导患者发现自身及周围的资源。

(3)了解患者及其家庭、人际交往中存在的问题，并给予必要的干预。

(4)引导患者积极介入心理康复的全过程，而不是被动地接受服务。

34. 心理康复对专业人员有什么要求

(1)具备良好的个人修养和健全的人格特征。

(2)具备与实际工作有关的专业知识和技能。

(3)能够严格遵从专业工作的伦理道德规范。

(4)具有乐于助人的优良品质。

35. 心理康复的程序是什么

（1）明确患者诊断。

（2）评估患者需要（现实、可行）。

（3）制订解决方案。

（4）实施具体过程。

（5）心理康复的效果评价。

36. 社区康复评估量表包括什么内容

社区康复评估量表包括 4 个维度：

（1）症状和不良反应维度　简明精神病评定量表、阳性和阴性精神症状评定量表、临床总体印象量表、慢性精神疾病患者标准化精神病评定量表、外显攻击行为量表（修订版）、护士用自杀风险评估量表、卡尔加里精神分裂症抑郁量表、治疗副反应量表、迟发运动障碍评定量表、锥体外系副反应量表、UKU 副反应量表等。

（2）功能维度　药物管理能力评估量表、功能大体评定量表、个人与社会表现量表、社会功能缺陷筛选量表、加州大学操作技能评估、操作性功能评估测试（北京大学版）、生活技能量表等。

（3）生存状态主观感受维度　耻感的评估、生活质量评估、主观幸福感和生活满意度评估、疾病负担评估等。

（4）环境资源维度　家庭环境评估、婚恋评估、社会支持评估、公共服务资源评估等。

37. 家属在精神疾病患者的康复过程中有什么作用

新型抗精神病药物用于临床以后，对精神疾病的症状有确切的疗效。但是有研究表明，精神疾病患者出院后即使维持使用抗精神病药物，仍有 30%～40% 的患者于 1 年内复发，这促使人们不得不考虑心理社会因素对精神疾病病程的影响。在我国，90% 以上的精神疾病患者与家庭成员生活在一起，家庭是组成社会的基本单位，是支持系统的重要环节,也是精神疾病患者治疗与康复的社会环境。

家庭在精神疾病的发生、发展、转归及预防过程中的重要作用已日益受到精神医学界的重视。有研究表明,家庭因素较好的精神疾病患者和较差者相比,前者从发病到入院的时间更短,首次治疗时间更短,复发率更低,而社会功能的恢复更好。在精神疾病的三级预防中,应该特别重视家庭因素的影响。有研究认为,维持药物治疗和家庭支持是影响精神疾病结局的两个最主要因素,而这两个因素恰恰是可以实施人为干预的因素。近年来兴起的家庭干预正是基于这种观念,不能单从治疗精神疾病的患者入手,而应该以整个家庭为对象,促进患者康复、改善预后。当家庭成员缺乏有关疾病的知识,没有受过应对技巧和解决问题方法的训练时,常常会影响对患者的照顾,使患者的病情不容易得到控制或反复发作,而给患者及家属带来沉重的压力和负担。因此,对精神疾病患者和家属的干预显得尤为重要。国内外研究表明,家庭支持对精神疾病患者病情的减轻、缓解和社会功能的改善有良好的作用。

38. 精神疾病患者社区康复过程中有什么服药问题

服药依从性训练的目的是培训患者形成定时、定点遵照医嘱服药的习惯。内容包括复发严重性教育,药物相关知识,熟悉医生给自己开具的处方上的药物名称、剂量与服用方法,识别药物不良反应及向医生求助的方法。

居家患者随访时应首先评估患者的自知力,了解患者对随访就诊、坚持服药的态度和对药物知识的了解,清点剩余药物。然后指导家属训练患者逐步提高服药依从等级(非自愿治疗时的服药,被动服药,监督下自我服药,主动服药),学会按医嘱摆放药物,发现药物不足能及时找医生复诊和取药。

最后,可用“药物管理能力评估(MMAA)量表”来评测训练效果。

39. 精神康复由哪些机构及人员组成

精神康复是改善精神障碍患者社会功能，帮助患者回归家庭和社会的重要环节，包括医院康复和社会康复。医院康复由精神卫生医疗机构承担，精神科医师对患者进行药物治疗，同时应当制订康复计划。社会康复由民政、残联等设立的社区康复机构（如日间康复中心、中途宿舍、职业康复机构等）承担，二者应当有机衔接。

由精神科医师、护士、社会工作者，康复、心理治疗、心理咨询专业人员，以及志愿者等组成的医院康复团队为住院患者提供康复服务，为各类社区康复机构工作人员提供康复技术指导和培训。由社会工作者及心理咨询、康复专业人员和志愿者等在专业技术人员指导下，向社区康复患者提供康复服务。

40. 精神康复服务内容有哪些

康复服务人员与患者及其家属共同制订个体化康复计划，开展康复技能训练。对住院患者，以帮助其正确认识疾病，学会按时按量服药和提高个人生活自理能力为主。为居家患者开展服药、生活技能、社会技能等方面的康复训练，同时指导患者家属协助患者进行相关康复训练，进一步提高患者服药依从性。可建立患者个案管理团队，针对患者情况进行个案管理。

康复服务内容包括：服药训练、复发先兆识别、躯体管理训练、生活技能训练、社交能力训练、职业康复训练等。

（1）服药训练　目的是教育患者正确认识疾病，养成遵照医嘱按时按量服药的习惯。培训内容包括药物治疗重要性和复发严重性教育，熟悉所服的药物名称、剂量，了解药物不良反应及向医师求助的方法。住院患者应当在医护人员指导下进行模拟训练，学会自觉遵医嘱按时按量服药。居家患者应当在社区精防人员指导和家属帮助下开展服药训练，逐步提高服药依从性，能按时复诊和服药，坚持按医嘱服药。

(2)复发先兆识别　目的是预防复发。由医护人员和社区精防人员组织专题讲座、一对一指导等形式开展。内容包括帮助患者和家属掌握复发先兆表现,以及如何寻求帮助。如患者病情平稳后又出现失眠、食欲减退、烦躁不安、敏感多疑、遇小事易发脾气、不愿与人沟通、不愿按时服药、近期有重大应激事件导致患者难以应对等表现时,患者和家属应当及时与精防人员联系,或尽早到精神卫生医疗机构就诊。

(3)躯体管理训练　目的是采取针对性措施,提高躯体健康水平。严重精神障碍患者由于精神症状、药物不良反应等因素影响,存在活动减少、体能下降、体重增加、血糖血脂升高等问题。制订个体化的躯体管理计划,如对药物不良反应采取针对性干预措施,提升服药依从性,对超重患者制订训练计划、控制体重等。

(4)生活技能训练　目的是提高患者独立生活能力,包括个人生活能力和家庭生活技能。通过模拟训练与日常实践相结合的方式进行,家属应当积极参与和督促患者实施。个人生活能力包括个人卫生、规律作息、女性患者月经照料、家务劳动、乘坐交通工具、购物等。家庭生活技能包括履行相应的家庭职责,如与家人一起吃饭、聊天、看电视,参与家庭事件的讨论,关心和支持家人等。

(5)社交能力训练　目的是提高患者主动与人交往及参与社会活动的能力。可通过角色扮演等模拟训练的方式,在社区康复机构或精神卫生医疗机构中开展,包括主动问候、聊天、接打电话、遵守约会时间、合理安排闲暇时间、处理生活矛盾、学会如何面试等。

(6)职业康复训练　目的是提高患者的学习和劳动能力,包括工作适应性训练、职业技能训练等。住院患者以工作适应性训练为主,居家患者应当在康复机构中以模拟形式进一步开展职业技能训练。有条件地区可继续在保护性和过渡性就业场所中开展有针对性的、循序渐进的实践训练。

41. 我国关于加快精神障碍社区康复服务发展的总体要求是什么

精神卫生问题是影响经济社会发展的重大公共卫生问题和社会问题。当前，我国严重精神障碍患者人数众多，患病率居高不下且因病致残、致贫现象十分突出。社区康复服务是精神障碍患者恢复生活自理能力和社会适应能力，最终摆脱疾病、回归社会的重要途径，是多学科、多专业融合发展的社会服务。近年来，在各级党委、政府的领导下，相关部门积极探索推动“社会化、综合性、开放式”的精神障碍社区康复服务工作，取得了良好成效，但与精神障碍患者的社区康复服务需求相比，还存在服务供给不足、区域发展不平衡、工作机制不健全等突出问题。加快精神障碍社区康复服务发展，是贯彻落实“健康中国2030”规划纲要，努力实现残疾人“人人享有康复服务”目标的重要举措，是贯彻落实《中华人民共和国精神卫生法》，坚持预防、治疗、康复相结合的原则，补齐精神卫生康复体系短板的必然要求，有利于预防精神障碍患者致残致贫，有利于促进患者家庭减轻负担、精准脱贫、加快全面小康进程，对于促进患者家庭幸福和社区和谐，维护社会稳定具有重要意义。

总体要求有以下几点：

（1）指导思想　全面贯彻党的十九大精神，按照“四个全面”战略布局和党中央、国务院决策部署，牢固树立和贯彻落实创新、协调、绿色、开放、共享的发展理念，进一步完善体制、机制，着力推进资源整合和政策协调，着力加强服务供给和质量提升，不断满足精神障碍患者多层次、多样化社区康复服务需求。

（2）基本原则

1）坚持政府主导，社会参与：发挥政府在规划制定、政策扶持、资金投入、监督管理等方面的主导作用，将精神障碍社区康复服务工作纳入精神卫生服务体系，统一部署，协调推进。搭建跨部门合作机制和开放式服务平台，引导和激励社会组织、企事业单位、社区组织、家庭和个人参与服务。

2)坚持需求为本,强化服务:以促进精神障碍患者生活自理、回归社会为最终目标,不断整合拓展医学康复、教育康复、职业康复、社会康复等专业服务,推动形成全方位、全生命周期的服务模式。

3)坚持统筹推进,分类指导:加强顶层制度设计和科学布局,促进精神障碍社区康复服务重要制度、重要机制基本成型。强化基层实践和创新,分类指导,精准发力,有针对性地解决不同地区的发展问题。

(3)工作目标 到2025年,80%以上的县(市、区)广泛开展精神障碍社区康复服务。在开展精神障碍社区康复的县(市、区),60%以上的居家患者接受社区康复服务,患者病情复发率、致残率显著降低,自理率、就业率不断提高,形成一批具有推广价值的技术规范和服务模式,基本建立以家庭为基础、机构为支撑、"社会化、综合性、开放式"的精神障碍社区康复服务体系。

42. 我国关于加快精神障碍社区康复服务发展的主要任务是什么

(1)着力拓展服务供给 加大政府投入,积极引导社会力量参与,不断优化服务存量,扩充服务增量,大力推进服务主体多元化、服务形式多样化。

1)建立健全基层服务网络:贯彻落实《中华人民共和国精神卫生法》相关要求,由县级人民政府根据区域实际,统筹规划精神障碍社区康复机构建设。有需求和条件的地方,应充分利用现有资源,重点设立以区(县)为服务范围的精神障碍社区康复机构,大力支持有条件的地区开展以城乡社区为范围的精神障碍社区康复服务,增强服务的可及性、灵活性、个性化。加强资源整合,促进精神障碍患者社区康复服务与医疗救治、社会救助、长期照料、就业服务的衔接配合,构建满足精神障碍患者全面康复需要的全人服务网络。

2)大力培育服务机构:鼓励有条件的地区新建、改扩建一批政府投资举办的精神障碍社区康复机构。民政举办的精神卫生社会福利机构和有条件的残疾人康复中心要普遍开展精神障碍社区康复服务，并对精神障碍社区康复机构发挥辐射带动作用。新建城乡社区服务机构、政府投资新建的残疾人托养机构要设置精神障碍社区康复服务功能，预留服务场地。鼓励现有城乡社区服务机构、残疾人托养机构积极创造条件，为精神障碍社区康复服务提供场地。精神卫生专业机构、社区卫生服务机构应当发挥技术优势，支持精神障碍社区康复服务。支持成立民办非营利精神障碍社区康复机构，符合慈善组织条件的，可直接向民政部门依法申请登记。培育一批民办精神障碍社区康复机构、从事精神障碍社区康复服务的社会工作专业机构和社会组织。现有精神障碍社区康复机构要通过增加服务项目、提升专业水平等方式挖潜增效，增强服务能力。鼓励社会力量参与精神障碍社区康复机构建设，有条件的地区可以探索在服务设施、运行补贴、职称待遇等方面给予一系列扶持政策。

3）不断丰富服务形式：通过政府购买服务等方式，鼓励和引导社会组织开展精神障碍社区康复工作。围绕精神障碍患者提高生活自理能力、社会适应能力、恢复职业能力等需求，不断丰富服药训练、生活技能训练、社交技能训练、职业能力训练、居家康复指导等服务项目，因地制宜，积极发挥农疗站、工疗站、日间中心、中途宿舍、精神康复综合服务中心、康复会所、阳光家园等不同类型服务机构的作用，为精神障碍患者提供多种类型的康复服务。鼓励精神障碍社区康复机构开展连锁化、品牌化服务，逐步建立精神障碍社区康复服务的个案管理制度，大力推行精准康复。鼓励精神障碍患者参与社区志愿服务活动，发挥自身价值作用，积极接触社会、融入社会。

（2）探索建立服务转介机制　加强精神障碍治疗与康复资源的整合协调，建立信息共享、衔接顺畅、运转有序的服务转介系统，逐步打通医疗、康复服务循环梗阻。

1）搭建信息转介平台：以区县为单位，依托辖区精神卫生专业机构、区县社会福利院、残疾人康复中心、精神障碍社区康复机构等资源,建设区县级精神障碍患者社区康复资源平台,承担所辖区域精神障碍患者社区康复需求汇总、转介、调剂等服务工作,加强与卫生计生部门严重精神障碍管理系统的信息比对,形成精神卫生专业机构、精神障碍社区康复机构、精神障碍患者和家庭之间的服务信息交换平台和资源调配平台。加强精神障碍社区康复患者档案管理,充分应用信息化手段,提高社区康复资源数据共享与交换的管理能力和服务能力。

2)建立康复转介机制:精神卫生专业机构要开展精神障碍患者出院康复评估,并向精神障碍患者和监护人提供社区康复建议及相关信息。适宜参加社区康复的患者,经患者和监护人同意后可由医院转介到相应地区的精神障碍患者社区康复资源平台。建立绿色通道,使精神障碍患者社区康复期间病情复发的,可通过精神障碍社区康复机构向医院快速转介。

3)建立就业转介机制:对病情稳定、具有就业意愿且具备就业能力的精神障碍患者,经功能评估合格后,由精神障碍社区康复机构直接向相关单位推荐就业,或转介到残疾人就业服务机构、其他就业服务机构推荐就业。精神障碍患者就业后,社区康复机构可协助做好有关辅导工作。鼓励各类企事业单位设置公益性庇护性工作岗位,为精神障碍患者提供更多就业机会。

(3)支持家庭更好发挥主体作用 采取有效措施,不断巩固和增强家庭照护功能,促进家庭成为精神障碍社区康复服务体系的重要力量和资源。

1)强化家庭监护主体责任:监护人要依法履行对精神障碍患者的监护职责和扶养、抚养、赡养等义务,不得虐待、遗弃患者。要密切关注患者病情变化,学习掌握相关知识技能,照料患者日常生活,积极引导患者在家开展康复活动和参加社区康复,协助医疗机构和社区康复机构做好相关康复工作。监护人不履行监护职责或者侵害被监护人合法权益的,应按照有关法律规定承担责任。

2)构建社区支持网络:村(居)民委员会应当为生活困难的精神

障碍患者家庭提供帮助,并向所在地乡镇人民政府或者街道办事处,以及县级人民政府有关部门反映患者及其家庭的情况和要求,帮助其解决实际困难,为患者融入社会创造条件。有条件的地区要建立以家属照护者、社区康复协调员、残疾人专职委员、民政专干、社区医务人员、片警等相关人员为主的综合管理小组。精神卫生专业机构和精神障碍社区康复机构要引导家庭照护者建立互助小组,协调、组织有能力的社区志愿者和志愿服务组织为有需要的家庭提供志愿服务。乡镇卫生院、社区卫生服务机构应当建立严重精神障碍患者的健康档案,对在家居住的严重精神障碍患者进行定期随访,指导患者服药和开展康复训练。

3)创新政策支持体系:将家庭照护者居家康复、照护技能培训纳入精神障碍社区康复基本服务范围,定期组织家庭照护者学习交流。支持建立不同规模的精神障碍患者家庭照护支援中心,为家庭提供照护咨询、政策咨询、情感支持等专业服务。鼓励有条件的地区探索实施精神障碍患者家庭照护者喘息服务,缓解家庭压力。积极实施以奖代补政策,确保精神障碍患者监护责任落到实处。全面实施困难残疾人生活补贴和重度残疾人护理补贴制度,有条件的地区可将持有二代残疾人证并且残疾等级为三、四级的精神障碍患者纳入护理补贴范围;已开展长期护理保险试点的地区,要做好重度残疾人护理补贴与长期护理保险的统筹衔接。

(4)提高服务管理水平　依法构建科学的管理机制,推动精神障碍社区康复服务规范化、标准化、专业化发展,切实维护精神障碍患者和服务机构的合法权益。

1)健全管理服务机制:推进精神障碍社区康复服务放管结合,加强民办非营利精神障碍社区康复机构内部治理建设。建立精神障碍社区康复机构法人登记管理和业务管理分工明确、有机衔接、规范高效的管理机制。精神障碍社区康复机构要依照法律法规政策和章程健全内部管理制度,从事医疗康复和护理的人员必须具备相应职业资格。支持精神障碍社区康复机构建立行业组织,发挥管理服务协调作用。

2)建立技术指导体系:以精神卫生、社会工作、社区康复等领域专家学者和经验丰富的实践工作者为骨干,建立部、省、市三级精神障碍社区康复专家技术指导组,有条件的地区可以建立县级专家技术指导组。专家技术指导组通过研讨、培训、评估、调研等方式,对所辖范围内精神障碍社区康复服务进行技术指导。以市为单位,建立精神卫生专业机构对精神障碍社区康复服务定期指导制度,建立社会工作专业机构对精神障碍社区康复服务的定期督导制度。支持通过定点指导或对口帮扶等方式,协助精神障碍社区康复机构提高服务水平。

3)强化质量安全管理:强化服务机构质量安全主体责任,指导精神障碍社区康复机构健全安全管理预案,加强安全管理能力建设。探索制定精神障碍社区康复服务协议范本,积极引导服务机构与患者或监护人签订服务协议。开展服务质量评估示范活动,鼓励服务机构建立服务质量管理体系。严禁未经有关部门批准、登记或备案,擅自开展精神障碍社区康复服务。支持精神障碍患者维护自身合法权益。

4)积极推进标准化和标准认证:培养一批标准化技术人才,研究制定精神障碍社区康复服务标准体系,在信息转介、基本服务、管理制度、成熟模式等重点领域扶持制定一批标准和操作规范。加强标准推广应用,鼓励精神障碍社区康复机构参加标准认证,并采用第三方认证手段进行规范。

43. 我国关于加快精神障碍社区康复服务发展的保障措施有哪些

(1)加强组织领导 建立政府组织领导,部门各负其责,家庭、单位和个人尽力尽责,全社会共同参与的综合管理机制。将精神障碍社区康复服务发展纳入各级政府重要议事日程,加强统筹规划和组织协调。民政部、卫生健康委、中国残联要各司其职、加强协调,统筹指导全国精神障碍社区康复服务工作。民政部牵头推进精神障碍社区康复服务工作，促进精神障碍社区康复与残疾人社会福利服务、社区建设、社会工作等业务的融合发展；卫生健康委要将精神障碍康复服务纳入精神卫生服务体系，提供医疗技术支持，促进精神障碍预防、治疗、康复工作有机衔接；中国残联要促进精神障碍社区康复服务与残疾人康复工程、托养服务、就业服务等工作同步有序推进。

（2）加强政策协调　充分发挥相关政策作用，推动形成精神障碍社区康复服务发展政策合力。促进社区康复与精神卫生服务体系相协调，努力实现精神障碍预防、治疗、康复均衡发展，推进社区康复在精神卫生综合管理试点中取得突破，促进精神卫生专业机构康复服务、社区卫生服务与社区康复服务的有效衔接。促进社区康复与综合治理相协调，将精神障碍社区康复服务纳入严重精神障碍患者救治救助工作体系，防范肇事肇祸事件发生，推动落实严重精神障碍患者监护职责以奖代补政策与社区康复服务相互支持，促进严重精神障碍患者家庭和谐与社会稳定。促进社区康复与残疾人福利政策相协调，将精神障碍社区康复服务纳入残疾人基本康复服务目录和残疾人社区康复体系，促进精神障碍社区康复服务与残疾人托养服务、残疾人就业服务的衔接配合。

（3）加强资金支持　各地应当建立健全多元化资金投入机制，统筹保障精神障碍社区康复服务所需经费。财政部门要根据精神障碍社区康复服务需求等情况，合理编制支出预算。民政部门要运用留归民政部门使用的彩票公益金对精神障碍社区康复服务给予支持。卫生计生部门要对精神障碍社区康复服务给予技术支持，并将其纳入精神卫生工作支持范围。残联要将精神障碍社区康复服务纳入精准康复、精准扶贫支持范围。政府资助或享受税收优惠政策的残疾人辅助性就业单位、集中使用残疾人用人单位要积极安排病情稳定、有就业意愿且具备就业能力的精神障碍患者。有条件的地区可根据精神障碍社区康复机构服务人数、次数、质量、效果等，通过政府购买服务方式支持其开展精神障碍康复服务。支持符合条件的精神障碍社区康复社会组织依法取得慈善组织公开募捐资格，开展公开募捐活动。鼓励社会力量通过设立专项基金、定向捐赠等公益慈善方式，资助精神障碍社区康复服务。

(4)加强队伍建设　通过招聘引进等方式，广泛建立以精神科医师、社会工作者为核心，以护士、心理治疗师、心理咨询师、公共卫生医师、康复师、社区康复协调员、其他社区康复服务人员为重要专业力量的综合服务团队。加强精神障碍社区康复服务理论研究和科技创新，重点突破一批基础性、关键性、实用性康复技术。依托现有资源，在省级层面和有条件的地市级层面，设立精神障碍社区康复服务培训基地，大力开展精神障碍社区康复服务培训。要通过设立社会工作岗位、加强社会工作培训等方式，积极引入和培育一支熟练掌握精神障碍社区康复服务知识技能的社会工作者队伍。

(5)加强督查指导　建立精神障碍社区康复服务发展评估体系，依托专家技术指导组定期检查评估各地工作情况。将精神障碍社区康复服务发展纳入地方政府目标管理体系和社会治安综合治理考评体系，纳入民政、卫生计生、残联相关年度考核范围。加强经验总结，向全国普及推广一批符合中国国情、普遍适用、科学有效的社区康复服务模式，加快工作滞后地区发展进程，缩小区域发展差距。同时，加大相关政策及工作推进的宣传力度，营造全社会关心关注精神障碍社区康复服务工作的良好舆论氛围。

44. 社区卫生服务在精神疾病防治康复工作中的作用和意义是什么

社区卫生服务是在上级卫生机构指导下，以基层卫生机构为主体，通过社区参与，合理使用社区资源和技术，以人的健康为中心、家庭为单位、社区为范围、需求为导向，以妇女、儿童、老人、慢性患者、残疾人等对象为重点，用来满足基本卫生服务需求的有效、经济、方便、综合、联系的基层卫生服务。

随着近年来严重精神障碍患者肇事肇祸事件的发生，很多精神患者受幻觉、妄想等症状支配可出现自伤自杀、伤人毁物等行为，因此加强精神障碍患者社区基层管理和防治工作是必不可少的。

社区精神卫生服务是治疗和预防相结合、医务人员与社区力量相结合的工作体系，是与精神病流行病学调查、培养防治人员、宣传精神卫生防治知识同等重要的，也是搞好社区精神防治必不可少的手段和措施。

社区精神卫生服务的目的是减少精神疾病的发生，促进患者康复，指导患者正确用药，而加强精神障碍患者社区管理也是为了防止患者自伤和他伤事件的发生。

45. 精神疾病社区康复的概念是什么

精神疾病社区康复是指在患者精神症状缓解后采取精神康复措施，使之不同程度恢复劳动能力、社会适应能力、生活自理能力，以达到全面康复、重返社会劳动岗位。包括组织患者在社区参加工疗站、康复站、福利工厂或农场工作，在专业人员指导下进行药物、心理、社交及职业等全面康复训练。

46. 社区精神疾病康复的重点是什么

社区精神疾病康复的重点有：

（1）认真训练患者的生活、学习、工作、社会活动、应对应激等方面的行为技能。尽可能地重建其独立生活的能力。

（2）药物管理能力的训练　使患者明了药物对治疗、预防的重要作用，自觉产生依从性，主动向医生反映疗效及副反应情况。

（3）始终贯彻心理治疗　自始至终从情绪和理智上给患者支持，进行心理教育和干预，促进心理康复。

（4）充分利用家庭干预　动员全体家庭成员和亲友积极参与帮助教育。

（5）大力改善环境条件　动员全社会来同情、关心和帮助，在服务设施、生活、学习、劳动条件上尽可能满足需求。

(6)力争不同方式回归社区　争取政府支持和社会理解，按不同对象以多种途径解决就业、学习问题，重返社会。

(7)努力提高康复期生活质量，使患者具有信心、耐心和毅力，并且认识到康复期可能时间漫长。

47. 社区精神疾病患者的康复内容有哪些

对于精神分裂症等慢性精神疾病患者，往往需要采取心理、社会、家庭及药物等多种综合性的康复措施，才能促进患者社会功能的恢复。精神患者的康复可分为以下几个步骤：

(1)学会料理个人生活　这是社会功能恢复的基础，它包括洗漱、梳妆打扮、衣着整洁等个人卫生，住处环境卫生，个人饮食及作息等。许多患者并不是本身没有能力做这些事情，而是不主动去做，所以家人不能一味包办，而是要督促、指导和鼓励他们生活自理。

(2)建立良好的家庭氛围　家庭成员不能将患者过分特殊化，将其完全当作“患者”看待，而应当认为患者是家庭的一分子，让其分担部分家务劳动，与家人一起看电视、吃饭、参与家务问题的讨论。对未婚患者还应了解他们对今后择偶的打算和态度，对于谈恋爱者还应该了解其与恋人相处的情况等。

(3)社会交往正常化　每个人在社会上充当一定的社会角色，都要与人打交道，因此社交技能是人们重要的社会功能。社会交往包括与亲友、同学、同事、熟悉及陌生人群的交往。有些患者缺乏主动性，有些患者有“病耻感”，不愿意见到老熟人，需要督促、鼓励。

(4)培养一定的职业技能　精神患者是否进行正常工作或学习是检验社会功能恢复程度的标尺。培养患者按时起居作息、与同事正常交往、忠于职守、按时完成工作任务等基本职业技能和社会交往协调能力，为患者最终回归社会打下基础。

48. 家庭能为精神患者的康复做些什么

在推动促进患者康复的过程中，家庭处于特殊的重要地位。因为当精神患者经过治疗好转后，家庭往往是患者活动最多的场所，家属是他们接触最多、最密切的人，是患者社会康复的主要承担者。家属要在有关部门和精神科专业人员的指导下做好以下工作：

（1）为巩固和促进其生理、心理康复，必须监督患者遵守医嘱，按时服药和执行其他医嘱，定期门诊。

（2）训练并提高患者对异常心态的分辨能力和调控能力。

（3）制订切实可行的、逐步提高要求的作息时间表和劳务安排，按时检查执行情况，使患者从被动地接受照顾到主动地操持家务和承担责任。

（4）帮助患者按实际情况接受新的职业训练，恢复职业能力。推动其参加必要的社会活动，扩大其社会接触，使其融于社会之中。

49. 精神疾病患者如何应对上学和就业问题

精神疾病患者及家属在得病初期，最先想到的问题就是“病能治好吗?”；而在病情稳定之后，随之而来的问题就是“精神疾病治疗好后还能继续正常地学习、工作吗?”这其实是一个关于康复的问题。对于较轻的精神障碍，如惊恐障碍、恐惧症等经过治疗都能很好地康复，患者可回到正常的工作岗位或继续自己的学业。但是对于重性精神疾病患者，在疾病发作期间，思维、情感、行为都很反常，他们对自己的所作所为缺乏责任能力，因此不能像正常人一样工作、学习和生活。对恢复不完全的患者，要做到量力而行，让其改变过去的期望和生活目标，重新规划自己的将来，在康复治疗的同时，做一些适合的工作，在生活中多锻炼自己。一般经过治疗，60%以上的精神分裂症住院患者都能获得临床缓解。但需要指出的是，临床缓解后，还需要巩固和康复治疗，患者才能够真正恢复到原先正常的学习和工作状态。

值得注意的是，精神疾病到目前为止仍然是一种复发率很高的疾病。事实上，防止复发一直以来都是精神疾病患者能否恢复到正常的学习和工作状态的关键因素。如果不重视预防复发，精神疾病的治疗就不可能获得很好的效果。要想确保精神疾病患者最终康复，应该从首次发病、首次治疗的时候,就开始给予关注。在首次治疗获得好转后,就应该重视,防止病情的复发。在此基础上,还应该重视对患者的心理进行干预和行为技能的培训,从而防止出现精神残疾。而当他们的病情治愈时,他们就应该享受和正常人一样的权利,像正常人一样地工作和生活,他们在事业上完全可以有所成就,也可以建立美满幸福的家庭,可以生儿育女、抚养孩子。精神疾病是慢性疾病,治疗需要一定的时间,但是只要积极治疗,都能得到良好的控制和痊愈,关键是患者及其家人要有信心和恒心。

50. 精神疾病患者如何应对婚姻问题

无论是公众还是患者和家属,对于精神疾病患者的婚姻问题都存在不同程度的误解。精神卫生专业人员对于这个问题也存在着不同的看法。改革开放 30 多年来,中国社会的婚姻观念发生了巨大的改变,这些改变也会在患者群体中有所体现,并表现出特殊性。有调查表明,80% 以上的未婚精神疾病患者关注自己的婚育问题,但是患者的婚育状况不容乐观。调查发现,精神疾病患者的结婚率明显低于正常人群,并且存在早婚现象;患者的离婚率明显高于正常人群,生育率却不低。患者的婚育对其社会功能和生活质量的影响非常大,如有的调查表明,已婚患者的平均住院时间显著短于未婚者,出院后情况更稳定,复发率更低,婚后服药情况较婚前有明显改善。也有调查表明,患者离婚率高,离婚后 1 ~4 年内的复发率明显高于其他患者,且复发后症状比以前更严重,住院时间更长,衰退也更快等。因此,精神疾病患者的婚姻问题需要非常谨慎地对待和处理,而且需要更长时间的研究以得到更可靠的证据来说明和指导、解决有关问题。

临床上,患者及其家属经常会问医生:“我都已经订婚了,马上要结婚了。我得病的事情要不要告诉未婚妻?”“她婚前隐瞒自己曾患精神疾病,我们的婚姻有效吗?”近年来,随着精神疾病患者对于自身权益越来越关注,医生在临床治疗中经常要面对类似的问题。

对于上述问题,首先解释两点:

(1)根据我国《婚姻法》的规定，精神疾病患者在疾病发作期未经治疗是不能结婚的，预后不良的精神疾病患者也不能结婚。

(2)如果患有精神疾病，建议婚前双方到有关婚检机构进行体检，以排除其他遗传性疾病。

各种精神疾病经治疗后确实症状缓解，疗效巩固较好的患者，是完全可以结婚的。但应注意是否有以下情况：①男女双方都患有精神疾病，会增加精神疾病的遗传概率，尽量不要结婚。若不知对方情况，则不要找有精神疾病阳性家族史的对象。②男女双方都患有精神疾病，科学研究表明发病率与遗传因素有密切的关系，所生育的子女中，发病率为35%～68%，比一般人群高80～100倍，因此即使治疗效果再好，结婚后也不能生育。③精神疾病患者结婚后还必须定期复查，遵照医生的要求治疗一段时间。一般初次患精神分裂症要维持治疗2～3年，多次复发超过3次以上者建议终生服药治疗。切不可认为结婚可以“冲喜”，疾病就可以自然而然地“转危为安”了。从某种意义上讲，结婚是喜也是忧，如果处理不当，反而会增加复发的机会。④病情稳定的患者，不要因为自己有精神疾病就向对方有意隐瞒病情，更不可欺骗对方。这是不道德的行为，一旦病情暴露而影响婚后的家庭生活，对患者也是较大的打击，会成为疾病复发的导火索。明智的选择就是在婚前恋爱的时候将病情提出来，让对方充分考虑。

经过治疗病情缓解可以结婚的患者，应当从优生优育的角度出发，最好不要生育，婚前先做绝育手术或者严格采取避孕措施，这样对自己、对家庭、对社会都有益处。如果夫妻一方婚前隐瞒精神病史以骗取另一方与其建立婚姻关系，一旦事情败露对簿公堂，若证据确凿则会被判婚姻无效，甚至另一方有可能会提出赔偿。

51. 精神疾病患者怀孕后需要注意什么

精神疾病患者怀孕是一个较为棘手的问题。精神疾病患者在怀孕期间很容易出现疾病的复发，而一旦复发对孕妇和胎儿的健康都会有很大的影响。患者在怀孕后家属对患者的照顾更是不能松懈。怀孕后还能不能服药，以及继续服药会对胎儿产生什么影响，还有精神疾病患者在怀孕期间具体应该注意哪些问题，以下做简要叙述：

（1）精神疾病维持期治疗期间怀孕需要遵循的原则　精神疾病治疗有两个时期：一个是急性期治疗，一个是维持期治疗。急性期患者显然是不适合怀孕的；处于维持期治疗的患者，如果病情已经得到很好的控制，并且已经维持较长的一段时间，可以考虑停药后怀孕，等到宝宝出生后再继续服药。因为怀孕期间还继续服药会对胎儿的健康产生影响。注意，停药时一定要咨询医生，在医生的指导下减停药物，否则易引起病情的波动。如果患者在维持治疗期间，病情没有得到很好的稳定，还有一些精神症状存在，建议最好不要怀孕，以防加重病情或者引起病情反复。

（2）精神疾病患者怀孕期间的常见问题　对于男性患者来说可能简单一些，主要是在病情稳定停药 2 ~ 3 个月后再使配偶怀孕较好。停药后需要一个清洗期，将残存的药物排出体外，待药物对精子发育的影响消失，才能保证孕育一个健康的孩子。

对于女性患者而言可能复杂一些，因为除了受孕前的准备跟男性患者一样外，更重要的是十月怀胎的艰辛以及生产后的哺育。如果是在持续服药期间，在无防备的情况下意外怀孕，在怀孕的早期建议考虑终止妊娠。如果发现时已到妊娠中期，需要密切关注胎儿的发育，定期进行胎儿检查。一经发现畸形发育，应终止妊娠。

精神疾病患者在怀孕期间出现疾病的复发，如果患者处于怀孕早期，建议终止妊娠。由于怀孕早期（多指怀孕的前 3 个月）是胎儿成形阶段，这个时期是胎儿中枢神经系统发育的最重要时候。服用精神科的许多药物会对胎儿造成较大的影响，不利于优生优育。尤其是服用丙戊酸盐、卡马西平、碳酸锂等情绪稳定剂的患者，以及服用氯硝西泮、劳拉西泮等苯二氮卓类药物的患者更要注意。因为这些种类的药物导致胎儿畸形的可能性更大。在怀孕后期，应该尽快控制病情，在病情较为稳定的情况下，可在专科医生指导下服药维持治疗，继续妊娠，等待分娩。而且可以选择一些不良反应小的药物治疗，以减轻对胎儿的伤害。

52. 精神疾病患者人际交往问题产生的原因是什么

人际交往也称人际沟通，指个体通过一定的语言、文字或肢体动作、表情等表达手段将某种信息传递给其他个体的过程。我们每天都生活在社会这个大环境下，人际交往无法或缺，作为精神疾病患者也是一样。精神疾病患者交往中应该注意什么，患者交往问题产生的原因、交往原则及技巧是什么，以下将简要叙述。

(1)患者方面　①精神疾病患者自身疾病症状所致，如幻觉、妄想、思维障碍等症状会危及周围的人；②精神疾病患者大多数缺乏自知力或无自知力，对自己在交往中出现的问题不能自我察觉，造成交往障碍。

(2)周围人方面　①对患者情况不了解：对患者需要什么、他们具有的能力是什么，没有准确的评估，在交流中无法了解到患者的想法，阻碍了交流。②聆听不充分：聆听是重要的交流手段，通过仔细听来掌握所传递的重要内容，从而有针对性地与患者交流。周围人有时没有听清患者的问题就盲目回答；有时不集中精力听患者倾诉，心不在焉、面无表情，患者就会失去对你的信任，不再与你深谈。③缺乏耐心：由于精神疾病患者精神活动异常，谈话经常偏离主题，内容荒谬离奇，且交流速度慢，许多人因此缺乏与患者交流的耐心，有些甚至拒绝患者。如“我不想讨论这些”或“我现在忙着呢，别烦我了”，这样会使患者产生不被尊重感、无能感、无助感。④过早评判：由于精神疾病患者所谈的许多问题比较荒谬离奇，周围人往往过早评判患者所谈问题的真实性。如当患者向周围人描述妄想的内容时，周围人马上告诉患者“这是妄想，都不是真的。”这种平淡无味的过早评判会使患者感觉周围没有人理解他，而不再与其他人交流。

53. 家中有精神疾病患者应该怎么办

精神疾病患者家庭是社会关怀中的主力军之一。给患者一个良好的生活环境和更多的关心，可以降低他们对家庭、他人和社会的潜在危害，提高他们的生活质量。

家庭支持系统是患者获得的支持系统中最直接、最重要的一个环节。家庭干预可以减轻精神病理过程带来的创伤，有助于帮助患者更好地恢复正常生活。

家庭成员对患者应采取适宜的态度和行为：①接受现实，稳定情绪；②了解有关精神病知识；③尽快就医；④习惯于同精神疾病患者打交道。

54. 同精神疾病患者打交道应注意什么技巧

(1)讲话要缓慢、平和，内容要简明。如果要向他提问题，或吩咐他做事，每次只能说一件事。一下子说好几件事，会使他无所适从。

(2)讲话的态度要专注而亲切，即使他看来注意力分散，也不要忽视他。

(3)经常用语言和行动来表现你对他的关怀和挚爱，有时谈谈对童年生活的回忆，或许可以创造一个比较愉快的气氛。

(4)不论他在生活和工作中取得了多么微小的进步，都应加以鼓励，借此重建患者的自尊和自信。尽量避免抱怨和责备，为其树立信心，树立正确的人生观，增强其适应及自我调节能力。

(5)对于患者明显脱离现实的想法，不要试图去说服他，更不要同他争辩或嘲笑他，这样做不仅于事无补，反而会招致麻烦。

(6)培养患者更多的兴趣爱好，适当地为患者提供社交的机会，并鼓励他表达自己的喜怒哀乐。

(7)在与患者充分协商的基础上，为患者制订一个生活日程表。精神病是一种长期的慢性疾病，需要家属逐步适应自己的新角色，做好打“持久战”的心理准备。

(8)要求患者严格按时按量遵医嘱服药，不要认为病情轻了或好了，就擅自减、停药，要始终与医生保持联系，由医生根据患者病情调整用药。

(9)让患者适当参加体育锻炼及文娱活动,尽可能多干些力所能及的活。杜绝饮酒、控制吸烟、注意休息、避免精神刺激,保持心态平衡。

(10)患者秋冬或开春季节病情易反复,这与气候变化、患者一时不能适应有关。因此,季节转换时,注意提醒患者及时增添衣物,平时加强体质锻炼,亦可防止或减少发病。

(11)患者及家属要了解一些精神卫生知识和概念,提高自我防御能力。

(12)引导患者正确对待自己的疾病,处理好人际关系,使其更好地适应社会、家庭生活和工作。

(13)指导患者制订合理的日常生活安排计划。

55. 人们常说"人格有魅力",何谓人格

一般我们所说的人格,通常指的是一个人区别于另一个人的独特的心理品质,是相对比较稳定的。不同的理论对人格有不同的解释。比如,五大人格,认为存在人格五因素,包括外向性、和悦性、公正性、情绪性和创造性。简单地说,有的人见到陌生人能很快进行交流,有的人却轻易不在陌生人面前说自己的事;有的人很乐观,有的人很悲观。遗传学的研究表明,几乎所有的人格特质都受遗传因素的影响。所以,对于我们经常听到的"你和爸爸一样话多(健谈)""你像妈妈,又善良,又有爱心"也就不足为奇了。一个健谈、乐观、幽默、热心助人的人,自然就是"充满人格魅力"的。大多数人都愿意与这样的人交往。

在精神分析理论中,提出了人格的结构:本我、自我和超我。本我遵循快乐原则,以追求生物本能欲望的满足为目标,是人格结构的基础,对精神生活起重要作用。如受阻或迟误则可能产生焦虑。自我介于本我与超我之间,遵循现实原则,通过后天学习获得,对本我进行指导和管理。超我遵循道德原则,代表良心和道德力量,依赖于父母、家庭影响形成的社会规范和价值观。自我要同时协调本我、超我和现实

三方面的要求,即在满足本我的本能欲望时,不但要考虑外界环境是否允许,还要考虑超我是否认可。一个健康的人格应该是本我、自我、超我三者之间的平衡状态。举一个简单的例子来说明。当一个已婚的人在现实生活中遇见一个美女,他非常想马上拥有她(本我),但是迫于自己已婚的身份,从道德的层面不允许他为所欲为(超我),他只好掩饰自己的欲望,假装对这个美女没有过多的兴趣(自我)。

56. 我们能在“人际真空”中生存吗

“人际真空”意味着人际关系为零。人们为了生存和发展,需要进行各种各样的活动,这时社会关系就出现了。而人际关系是社会关系的微观形式,所以,我们无法在“人际真空”中存在。在我们的生活中,有各种人际关系:亲子关系、朋友关系、同学关系、同事关系、邻居关系、夫妻关系等。大健康的概念中,包括身体健康、心理健康和良好的社会适应能力,其中,心理健康和良好的社会适应能力均包含良好的人际关系。可见,我们需要人际关系,而且是良好的人际关系,这会让我们有愉悦、温馨的积极情绪体验。有研究发现,良好的人际关系才是人生幸福最重要的影响因素。

57. “全职太太”需要人际关系吗

有的人认为全职太太没有工作,天天在家,不需要处理人际关系,甚至有的人会羡慕这样的状态,认为这样的状态“很单纯”。其实全职太太也是家庭中的一员,她依然需要处理亲子关系、夫妻关系以及与父母的关系等,她们的状态并不是“人际真空”。有些全职太太与家人相处时通常会忽略这一点,她们认为家人不需要“那么费力地相处”,这是一种不正确的认识。

58. 精神疾病患者的饮食有什么禁忌

在日常生活中,精神疾病患者应禁止喝酒及含酒精类的饮料、食品。因为酒精中的乙醇对脑神经细胞有刺激性,对精神疾病患者危害很大。禁止服用一些刺激性食物，如辣椒、胡椒、葱、姜、大蒜、咖喱、桂皮、茴香、芥末、浓茶、咖啡等，这类食物会增加神经兴奋性。尤其是躁狂型精神病患者更要注意。忌食带刺、带骨的鱼（可用鱼丸、鱼片、鱼糜、鱼松、鱼羹等），忌用带骨的肉类，忌用有壳的食物和带壳的硬果类，以免患者自伤。狂躁型患者多有火热现象，如面红耳赤、大便秘结等，所以忌食助热动火的食物。除上述辛辣食物外，羊肉、牛肉、狗肉等亦当禁用。可选食泻火通便食物，如绿豆汤、清凉饮料、多纤维蔬菜等。忌过饱和食用过分油腻或油炸之品，这些食物难以消化吸收，会使神经处于长期的兴奋状态，对病情不利。

59. 抑郁症患者有哪些注意事项

抑郁症患者要注意自己的疲惫感、无价值感、无助感和无望感是疾病的症状，是可以治疗的。尽量减少生活中出现的压力，保持身体健康，有规律地锻炼身体，参加社交活动。应向精神科医生寻求帮助，不要尝试自己服药，采用饮酒或吸毒方式来解决目前的困境更不可取。在抑郁症缓解之前，不要做出重大决定。不要被自己消极的思想所左右，如伤害自己、结束自己的生命等。

60. 患者复诊时家属应向医生反映的问题有哪些，应注意哪些方面

家属要介绍精神疾病患者上次就诊以来的变化，包括症状、服药情况、疗效、副作用、生活状态、工作情况等。家属要明确就诊目的，应注意以下几个方面：①提供病史要真实、客观；②叙述简单明了，重点突出；③最好做书面准备；④记录谁在场，谁不在场；⑤保留患者的文字材料，记录患者的原话。

61. 精神疾病复发的征兆有哪些

复发先兆识别包括让患者和家属了解患者首次发病或复发时的

先兆症状和季节，及时识别并能向精防人员汇报。如患者在治疗平稳后又出现睡眠障碍、情绪改变、烦躁不安、易激惹或淡漠、不愿社交、心神不宁、敏感多疑、食欲减退，或在服药问题上与家属纠缠，或原有精神症状复出或急剧恶化，或近期有重大应激事件导致患者难以应对时，家属应及时与精防人员联系，进行应急医疗处置或住院治疗，控制复发。

62. 精神疾病复发的早期表现有哪些

（1）学习和工作状况　疾病复发的早期，不少患者表现为纪律松懈，或工作、学习时心不在焉，注意力不集中，学习成绩下降，工作效率降低。

（2）情绪变化　性情变得跟平时不同，可能变得易冲动，或莫名其妙地发脾气，无理取闹，纠缠不休，有时会悲喜无常，或对朋友亲人变得漠不关心。

（3）睡眠情况　病情缓解时，患者睡眠一般都很好。若无故出现入睡困难，早醒，或是过多地卧床不起，就要注意疾病有复发的可能。

（4）对周围人的态度　如果发现患者对周围人的警惕性增高或对人持敌对态度，甚至变得孤僻、不合群、不与人交往，要考虑可能是疾病复发。

（5）日常生活情况　精神疾病复发前，患者常生活变得懒散，不讲究个人卫生，不主动洗漱更衣，或变得过度讲究，终日对镜打扮，忙碌不停。

（6）自知力　原本认识到自己有病、自觉服药的患者，一旦又不承认有病，甚至拒绝服药，就要高度警惕疾病复发。

（7）表情变化　在即将犯病时，患者往往表现为目光呆滞、双眼发直，外界刺激难以引起其表情变化等。

（8）言行改变　言语变得和平常不同，说话缺乏逻辑，东拉西扯，让人难以理解，或自言自语，行为举止与平常有异，突然对周围环境发生恐惧感，做出一些不可理喻的事情，或以往有过的强迫行为再现，如反复洗手、检查门窗是否关好等。

63. 如何避免精神疾病复发

精神疾病复发率很高，而且复发次数越高，给患者带来的损伤越严重，给家人及社会带来的负担也就越大。很多人对于精神疾病都不陌生，但是真正了解的寥寥无几，患此病多半是由于心理问题造成的，虽然可以治愈，但是如果平时不正确护理还会导致疾病复发，对患者及家属带来很大影响。那么，该怎么预防复发的情况呢?

(1)家属要定期带患者去门诊复查　复查可以使医生连续地、动态地了解病情，及时调整治疗药物，也可以使家属和患者及时得到咨询，解除患者在生活、工作和药物治疗中的各种困惑。一般情况下，应一个月复查一次，如果有特殊情况，可随时就诊。

(2)要坚持药物维持治疗　据统计，在复发者中，自行停药者占54% ~77%。维持治疗的患者，复发率为40%，而没有维持治疗的患者，复发率高达80%。因此，患者和家属都要高度重视维持治疗，不要因为“好了伤疤忘了疼”，或者因为怕“上瘾”，怕药物伤脑、伤肝等顾虑而自行终止服药。有的女患者为了生育，怕药物造成胎儿畸形；有的患者谈恋爱或结婚时隐瞒病情，怕对方发现而不敢服药，造成长期停药，导致病情复发。这种例子并不少见，希望家属引以为戒。

(3)要帮助患者认识疾病的症状表现，理解预防复发的重要意义　帮助患者正确对待疾病，既不盲目乐观，也不消极悲观，正确对待社会对精神患者的各种歧视态度。帮助患者提高心理承受能力，学会对付应激事件的方法，发现并纠正性格缺陷。这些问题如果处理不好，都将成为病情复发的隐患。

(4)注意发现复发的先兆，及时处理　比如患者出现睡眠障碍，特别是昼夜节律颠倒——夜间看书、写字、听音乐等，白天卧床不起；情绪不稳定，烦躁易怒，或者发呆发愣等；突然否认自己有精神病，拒绝服药、就诊等现象，不一定都是复发的先兆，但家属要了解其可能的原因，及时向医生反映，做进一步的观察和处理。这样就有可能避免一次复发,或者使复发的时间缩短、程度减轻。

(5)使患者的情绪稳定、愉快　有事情做,有生活内容,有奔头;多鼓励表扬;减少不愉快的刺激。有天灾人祸、意外事件、生活境遇改变、大悲大喜之事,赶紧看精神科医生。

64. 抗精神疾病药物和心境稳定剂的不良反应有哪些,应该如何处理

(1)过度镇静　与药物拮抗组胺 H1 等受体作用有关,表现为镇静、乏力、头晕,发生率超过 10%。多见于治疗开始或增加剂量时,治疗几天或几周后常可耐受,也有不少长期服药者表现为多睡和白天嗜睡。应对措施:将每日大部分剂量在睡前服用,可以避免或减轻白天的过度镇静。严重者应该减药。告诫患者勿驾车、操纵机器或从事高空作业。

(2)直立性低血压　与药物对 α 肾上腺素能受体作用有关。表现为服药后改变体位时血压骤然下降,可引起猝倒,多见于低效价药物快速加量或剂量偏大时。应对措施:应让患者平卧,头低位,监测血压,必要时静脉注射葡萄糖,有助于血压恢复。必要时减量或换药。

(3)流涎　抗胆碱能药物可以治疗这一不良反应,但因为抗胆碱能药物的毒性反应,一般不主张使用。氯氮平有减少吞咽的作用,因此在睡眠时流涎最明显。应对措施:可建议患者侧卧位,以便于口涎流出,防止吸入气管。必要时减量或换药。

(4)锥体外系不良反应　包括急性肌张力障碍、类帕金森症、静坐不能、迟发性运动障碍等,与药物阻断多巴胺受体作用有关。可发生在治疗的任何时期,低剂量起始或药物剂量滴定速度缓慢常可减少其发生。应对措施:急性肌张力障碍、类帕金森症,可以合并抗胆碱能药物如苯海索(安坦)等治疗;静坐不能(严重的运动性不安),可通过降低药物剂量或者使用 β 受体拮抗剂治疗;合并使用抗焦虑药物可以控制抗精神病药物所致的急性激越。

（5）泌乳素水平升高　第一代抗精神病药物常引起泌乳素水平升高及高泌乳素血症相关障碍，如闭经和溢乳、性功能改变。舒必利多见，高效价第一代药物也较常见。第二代抗精神病药物利培酮也可导致催乳素水平增高及相关障碍。应对措施：目前尚无有效治疗方法，可通过减药、停药，或中药、DA 受体激动剂和激素治疗。

（6）抗胆碱能反应　外周抗胆碱能作用表现有口干、视物模糊、便秘和尿潴留等。应对措施：目前临床上多是对症处理，如用肠道软化剂、泻药，补充含纤维较多的饮食或增加体液摄入等治疗便秘。中枢抗胆碱能作用表现为意识障碍、谵妄、言语散漫、出汗、震颤和认知功能受损等，与药物的中枢性抗胆碱能作用有关，多见于老年人、伴有脑器质性病变和躯体病患者。应对措施：应立即减药或停药，并对症治疗。临床用药须注意避免与抗胆碱能作用强的药物联合使用。

（7）其他不良反应　少数接受抗精神病药物治疗的患者，可出现皮疹，如斑丘疹或多形性红斑等。应对措施：可用抗过敏药物等对症处理。如出现皮疹时发热，应警惕剥脱性皮炎的发生。

65. 药物严重不良反应有哪些

（1）恶性综合征　临床表现为肌紧张、高热（可达 41～42℃）、意识障碍、自主神经系统症状（大汗、心动过速、血压不稳等），即第一代的四联征表现。实验室检查可有白细胞升高，尿蛋白阳性，肌红蛋白尿，磷酸激酶活性升高，肝酶升高，血铁、镁、钙降低。病程持续数小时至 7 天。严重者死于肾、呼吸衰竭，病死率为 20%～30%。需与脑炎、致死性紧张症鉴别。一旦诊断是抗精神病药物所致恶性综合征，应立即停药，并进行支持治疗，如补液、降温、预防感染、抗痉挛、吸氧等。大剂量胞磷胆碱可增加 DA 受体活性，也可用 DA 激动剂溴隐亭（5 毫克，每 4 小时 1 次）治疗。

（2）诱发癫痫发作　抗精神病药物都有诱发癫痫发作的可能。研究显示，氯氮平剂量高于 500 毫克/日，癫痫发作危险明显增高。有癫痫发作史或头部创伤者，危险性更高。因此，建议氯氮平治疗时注意：

①监测氯氮平血药浓度;②剂量增加至600毫克/日前查脑电图;③使用曾诱发癫痫发作的剂量时,合并抗惊厥药物;④如果有癫痫发作,降低药物剂量;⑤咨询神经科医生或寻找氯氮平以外的病因,避免与降低癫痫发作阈值的药物合用。

注意:合并抗癫痫药的患者需调整精神药物剂量,避免药物相互作用,避免合并使用氯氮平和卡马西平。如果接受卡马西平治疗的患者需要合用氯氮平,最好将卡马西平换成另一种抗惊厥药,以防粒细胞缺乏症发生。同时,要根据药物代谢的相互作用适当调整药物剂量。

(3)血液系统改变 抗精神病药物可以诱发血液系统改变,如粒细胞缺乏症,在应用氯氮平后较多见,发生率约是其他抗精神病药物的10倍。最常出现在治疗的6~18周。患者的白细胞数常突然降低,有致命危险。粒细胞缺乏症的危险随年龄而增高,女性患者较多见。目前尚未发现奥氮平、喹硫平、齐拉西酮和阿立哌唑对血液学指标的影响。

(4)猝死 发生率约为0.5‰,发生机制尚不明了。临床表现为昏厥、抽搐、发绀、心跳呼吸骤停,应积极进行复苏抢救。该不良反应的抢救多有不成功者,因此应以预防为主,用药前询问患者病史和家族史,进行详细的体检和心电图检查;治疗中定期进行心电图检查,小剂量开始,剂量滴定速度缓慢,并注意药物的相互作用。高危人群(年长者、肥胖者、有心脏病史者)应谨慎用药。

66. 精神障碍患者停药有哪些风险

如果精神分裂症患者进行适当的药物维持治疗,复发的可能性可以减少60%。有研究结果表明:停药4周,其复发率为25%;停药半年,其复发率为51%~75%;停药1年,其复发率为73%~95.4%。社区康复的问题,80%的精神分裂症患者存在不同程度的残疾。

67. 居家患者如何进行药物治疗

药物使用原则：严重精神障碍属于慢性疾病。精神科执业医师应当按照相关疾病治疗指南，遵循“安全、早期、适量、全程、有效、个体化”原则开具药物治疗处方。患者应当坚持急性期、巩固期和维持期全程治疗，在巩固期和维持期坚持抗精神疾病药物治疗对降低病情复发风险具有重要价值。有条件的地区推荐使用第二代抗精神疾病药物，以减轻药物不良反应，提高患者长期服药的依从性。对于治疗依从性差、家庭监护能力弱或无监护的、具有肇事肇祸风险的患者，推荐采用长效针剂治疗。

常用抗精神疾病药物：非典型抗精神疾病药有氯氮平、利培酮、帕利哌酮、喹硫平、阿立哌唑、奥氮平、齐拉西酮、氨磺必利；典型抗精神疾病药有氯丙嗪、奋乃静、氟奋乃静、氟哌啶醇、舒必利、氯普噻吨、五氟利多。

心境稳定剂是指对躁狂或抑郁发作具有治疗和预防复发的作用，且不会引起躁狂或抑郁转相，或导致发作变频的药物。常见的药物有碳酸锂、抗惊厥药、丙戊酸盐、卡马西平、奥卡西平、拉莫三嗪。

抗焦虑药和镇静催眠药有阿普唑仑、劳拉西泮、奥沙西泮、地西泮、氯硝西泮、艾司唑仑、咪达唑仑、三唑仑、佐匹克隆、右佐匹克隆、唑吡坦、扎来普隆。

各类精神疾病药物主要的不良反应：

(1)锥体外系不良反应(EPS)　急性肌张力障碍、震颤、类帕金森综合征、静坐不能、迟发性运动障碍。第一代抗精神疾病药引起EPS常见，以高效价抗精神疾病药最为严重；第二代抗精神疾病药以利培酮、帕利哌酮、齐拉西酮、阿立哌唑较多见，氯氮平、喹硫平、奥氮平引起EPS的风险最小。

(2)代谢综合征　体重增加、糖代谢异常、脂代谢异常。氯氮平、奥氮平、喹硫平影响最大，利培酮、氨磺必利次之，阿立哌唑较少，齐拉西酮最小。

(3)内分泌系统紊乱　催乳素升高、月经紊乱、性激素水平异常、性功能障碍。利培酮、帕利哌酮、舒必利、氨磺必利较多见,鲁拉西酮、奥氮平、齐拉西酮次之,氯氮平、阿立哌唑、喹硫平的影响最小。

(4)心血管系统不良反应　直立性低血压、心动过速/过缓、心电图改变、传导阻滞、心肌梗死。喹硫平、氯氮平、利培酮、帕利哌酮、氯丙嗪、氟哌啶醇易引起直立性低血压。

(5)镇静作用　氯氮平、奥氮平、喹硫平较明显,利培酮和帕利哌酮次之,齐拉西酮和阿立哌唑较少见。

68. 如何处理长期治疗中可能出现的不良反应

(1)体重增加及代谢综合征　长期抗精神疾病药物治疗常出现不同程度的体重增加。氯氮平引起的体重增加最明显,之后依次为奥氮平、利培酮和喹硫平,阿立哌唑、齐拉西酮、氨磺必利和帕利哌酮对体重的影响相对较小。代谢综合征包括糖代谢异常(血糖升高)、脂代谢异常(血脂异常)、血压升高、腹型肥胖。代谢综合征发生的可能机制比较复杂,年龄在45岁以上,有高血糖、高血脂、高体重史及一级亲属有糖尿病者的高危人群用药应慎重。

建议:预防为主,早期识别高危人群;告知患者及家属此种不良反应的风险;详细了解患者及其亲属有无肥胖史、糖尿病史,收集患者糖脂代谢指标数据;帮助患者制订预防计划,如合理饮食、实施运动锻炼计划等;监测体重、腰围、血糖、血脂等指标,如治疗第8周体重即增加1千克,为体重快速增加,应予以注意;注意有无高血糖的临床症状,如口渴、多尿、乏力等;注意酮症的发生。如考虑代谢综合征的可能,建议请内分泌科会诊,共商治疗方案。必要时换药。

(2)心血管系统不良反应　抗精神疾病药物的心血管系统不良反应常表现为直立性低血压、心动过速、心动过缓、心电图改变(可逆性非特异性ST－T波改变、T波平坦或倒置和Q－T间期延长)、传导阻滞。目前对于抗精神病药引起的QTc间期延长比较关注。QTc间期延长常会诱发尖端扭转型室性心动过速,临床上表现为反复发作心源性晕厥或称为阿-斯综合征,猝死的风险很高。氯氮平可延长个体QTc间期,服用氯氮平致QTc延长的发生率高达71.43%。齐拉西酮引起轻度-中度的、剂量依赖性的QTc间期延长。因此,齐拉西酮不应和这些已知延长QTc间期的产品合并使用。

建议:①服药前全面检查,收集患者既往史和治疗史等,避免用于有长QTc间期、显著心动过缓、电解质紊乱如低钾血症和低镁血症的患者。心脏病已稳定的患者如需接受治疗,开始治疗前应评估心电图检查结果。②治疗中进行电解质和心电图监护能降低危险。治疗中如出现心动过速、眩晕、晕厥或癫痫等症状,应考虑恶性心律失常可能,进行心脏评估,包括检查心电图。如果QTc间期超过500毫秒,建议停止治疗。

(3)肝脏不良反应　早期就有氯丙嗪引起胆汁淤积性黄疸的报道。但更常见的是无黄疸性肝功能异常,一过性谷丙转氨酶(ALT)升高,多能自行恢复。低效价抗精神疾病药物及氯氮平常见,舒必利、利培酮、奥氮平、喹硫平、齐拉西酮及高效价第一代抗精神疾病药物也有一过性肝酶升高的报道。可合并保肝药物治疗并定期复查肝功能。药物相互作用的预防及处理:严重精神障碍患者治疗可能会存在抗精神疾病药、心境稳定剂、抗癫痫药和抗抑郁药的联合使用;患者也可能同时患其他躯体疾病,需要相应的药物治疗。这些药物之间有时会产生相互作用,影响药物的血药浓度和治疗反应。

抗精神疾病药可强化其他中枢性镇静剂的作用,可能延迟肝脏对三环类抗抑郁药和抗癫痫药的代谢,导致这些药物的血药浓度升高。氯丙嗪的降血压作用可能会增强抗高血压药的降压作用。抗精神疾病药可延长QT间期,应避免与具有类似作用的药物(如抗心律失常药物、阿司咪唑、特非那定、西沙比利及三环类抗抑郁药)合用。氯氮平不应与任何可能增强其降低白细胞计数作用的药物(如卡马西平、复方新诺明和青霉素等)合用。SSRI能减缓肝脏代谢,并增加数种抗精神疾病药(包括氟哌啶醇、氯氮平等)的血浆浓度。部分药物影响参与药物代谢的细胞色素P450酶系统,进而影响精神药物的血浆药物浓度,如氟伏沙明可增高氯氮平的药物浓度,氟西汀和帕罗西汀可抑制利培酮和阿立哌唑的代谢,西咪替丁、选择性 5－羟色胺再摄取抑制剂(SSRI)、三环类药物和丙戊酸盐可能会降低氯氮平、奥氮平的清除,使血药浓度升高。苯妥英和卡马西平可降低氯氮平、利培酮、奥氮平、喹硫平、齐拉西酮和阿立哌唑的血浆浓度(≤50%)。利培酮与氯氮平合并使用可升高其浓度。喹硫平和硫利哒嗪合并使用,会使口服喹硫平清除率增加60%,但需要调整剂量。阿立哌唑对 α_2 肾上腺素能受体有拮抗作用。酒精可增强抗精神疾病药尤其是第一代抗精神疾病药的中枢抑制作用,导致注意力、定向力、判断力损害,并表现为嗜睡和懒散;增强对锥体外系的作用,加重锥体外系不良反应;可能发生呼吸抑制、低血压和肝脏毒性。因此,建议服用抗精神疾病药物治疗期间不饮酒。

已有报道锂盐与氟哌啶醇合用发生意识障碍,锂盐与氟奋乃静等合用时发生恶性综合征的危险性可能增加,锂盐与氯普噻吨、洛沙平、氟奋乃静等合用增加锥体外系不良反应的发生。如在联合用药时出现锥体外系不良反应和发热宜停用,以防恶性综合征发生。锂盐可明显降低氯丙嗪、氯氮平的血药浓度,建议联合治疗时监测血锂浓度。卡马西平对肝 P450 酶有诱导作用,与抗精神疾病药物联合治疗时要考虑药物的相互作用。抗精神疾病药与单胺氧化酶抑制剂(MAOI)合用增加发生恶性综合征的危险,增加抗胆碱能不良反应和锥体外系不良反应。与三环类抗抑郁药合用会减慢代谢,增加药物浓度,易发生不良反应。与苯二氮卓类药物合用可能会增强各自的镇静作用,影响认知功能。

69. 精神药物和精神药品是一回事吗

大多数精神疾病患者经过一段时间的药物治疗后,病情都会得到控制。然而许多患者和家属都认为治疗精神疾病的药物都有成瘾性,吃药时间长就上瘾了,一辈子都不能停药。因为对精神药物的概念一知半解,患者往往自行停药,导致疾病复发。治疗精神疾病的药物是否具有成瘾性，首先要搞明白精神药物和精神药品的概念。广义地说，作用于中枢神经系统的药物都是精神药物。精神科常用的治疗精神障碍的药物包括抗精神疾病药、抗抑郁药、心境稳定剂、抗焦虑药、镇静催眠药、治疗老年痴呆药、治疗儿童多动症药和益智健脑药等，这些均是精神药物。而精神药品是指直接作用于中枢神经系统，使之兴奋或抑制，连续使用能产生精神依赖性的药品。依据对人体产生依赖性和危害人体健康的程度，将精神药品分为第一类精神药品和第二类精神药品。第一类精神药品如果使用不当，对人体造成危害的程度要大于第二类精神药品。因此，国家有严格的法规管理精神药品的生产、销售和使用。

精神科常用的精神药物中哪些是精神药品呢？换言之，哪些药物具有成瘾性呢？

治疗失眠的药物唑吡坦、扎来普隆、佐匹克隆、右佐匹克隆都是精神药品，这些药连续使用最好不要超过 1 个月。尽管这些药与苯二氮卓类镇静催眠药相比成瘾性较小，但长期使用也会成瘾。笔者曾遇到一位患者，几年前因为失眠到药店去买药，店员推荐了佐匹克隆，她服用后效果很好，就经常一次性购买多盒。不到 3 年，原本晚上吃 1 片就可以睡着，到医院就诊时，她需要服用 6 片才可以睡着。其间她也试着减少药量，但少吃 1 片都睡不着，非常痛苦。由此可见，精神药品一旦成瘾，撤药非常困难，患者在撤药过程中会出现焦虑不安、失眠加重等症状。佐匹克隆的成瘾性被报道后，国家食品药品监督管理总局在 2012 年把佐匹克隆划归为二类精神药品，现在只有在医疗机构凭医师的处方才可以购买和使用，这样就避免了更多的患者因为使用不当而成瘾。

在精神科临床使用广泛的苯二氮卓类药物全是精神药品，这类药的药名结尾一般是“西泮”或“唑仑”。常用的有地西泮、氯硝西泮、硝西泮、劳拉西泮、奥沙西泮、阿普唑仑、艾司唑仑、三唑仑、咪达唑仑等。这类药临床用途广泛，不但可以镇静催眠、抗焦虑，有些药物还可以治疗惊恐发作、癫痫持续状态、酒精戒断综合征等。但这类药在病情稳定后应逐渐停药,避免长期使用而成瘾。

精神科常用的抗精神病药、抗抑郁药、心境稳定剂等药物都没有成瘾性,可以长期服药。精神分裂症的首发患者往往需要坚持服用抗精神病药2~3年。有研究资料表明,停药1年,复发的概率高达80%以上。擅自停药是分裂症患者病情复发的主要原因。患者擅自停药,除了自身对药物治疗的必要性认识不足,还有一个原因就是用药后出现的药品不良反应使患者感到不适。在精神药物治疗过程中如果出现药品不良反应,患者应该及时就诊,医师会调整药物剂量或换用其他药物,切忌自行停药。经过规范的精神药物治疗,大多数精神疾病患者的病情都可得到有效控制,尤其对重性精神疾病患者来说,坚持药物治疗是预防复发最有力的武器。

70. 什么是锥体外系不良反应

锥体外系不良反应(EPS)是第一代抗精神病药最常见的不良反应,包括急性肌张力障碍、震颤、类帕金森综合征、静坐不能及迟发性运动障碍,EPS的发生与药物阻断中枢多巴胺D2受体有关。氟哌啶醇肌内注射是临床最常用的控制兴奋、冲动的治疗方法,一半以上的患者在注射后会出现急性肌张力障碍。第二代抗精神病药也可引起急性肌张力障碍,注射利培酮或帕立哌酮后也会出现急性肌张力障碍,但发生率要低很多。抗精神病药治疗初期出现EPS的患者有一半以上是静坐不能,患者会自诉自己焦虑不安,站也不好,坐也不好,表现出无法控制的激动不安、不能静坐、反复走动或原地踏步。在长期的抗精神病药治疗后还可能出现迟发性运动障碍(TD),患者表现为舌、唇、口和躯干的异常不自主的缓慢不规则运动,或舞蹈性手足徐动症样运动。令人遗憾的是,目前缺乏有效治疗迟发性运动障碍的药物。为避免迟发性运动障碍的发生,应尽可能选用第二代抗精神病药长期治疗。

71. 为什么精神症状消失后还不能停药

许多精神分裂症患者精神症状消失后就不愿意继续服药了，他们抱怨说服药使他们的脑子变笨了，行动不灵活了，身体发胖了，男性患者还可能出现性功能障碍。由于药物的副作用影响了日常生活，许多患者往往自行停药，殊不知这样做常常会导致疾病复发。一般来说，首发的精神分裂症患者对药物治疗的反应良好，约75%的患者经过规范治疗，可以达到临床治愈。在患者达到临床治愈的情况下，应该使用原有剂量坚持治疗至少半年，此后患者还应进行维持治疗，以防止疾病复发。如果患者5年之内有2次以上发作，则应长期维持治疗。

近年来的临床研究表明，精神分裂症患者出院1年内复发比例高达33.5%，1年内再住院率为18.9%，其中最主要的复发原因是中断治疗或自行减药。还有研究表明，首次发作的精神分裂症患者5年内的复发率超过80%，中断药物治疗者的风险是持续药物治疗者的5倍，所以坚持服药是维持病情稳定的主要措施。

72. 精神疾病患者健康教育的内容有哪些

（1）精神障碍知识　包括严重精神障碍的表现、演变过程、药物知识等。教育家属正确理解患者，减少应激因素，防止患者自杀、减少复发。避免高情感表达，即过度包涵患者，使患者沉浸在“患者”的角色中，丧失社会功能；或过度指责患者，使患者缩手缩脚，丧失主观能动性。指导家属熟悉危险行为评估和安全管理患者、识别复发的早期迹象等。

（2）躯体疾病和物质滥用预防　对患者和家属进行服药后的自我保健知识和技能的教育，包括药物不良反应的自我识别、慢性病管理、体重管理和物质滥用危害等。

（3）意外事件预防　教育家属识别患者的情绪状态和症状，及时发现自伤、自杀和危害公共安全及他人安全的企图。对于精神发育迟滞伴发精神障碍者，要教育家属防止患者走失、自伤、被拐骗和受到性侵害。对于癫痫所致精神障碍患者,要教育家属防止患者发作时受伤致残。

(4)信息获取　包括本项目的救助范围、内容等,民政、残联、社会慈善等提供医疗和生活救助相关部门的信息和申请渠道;社区康复机构及相关活动信息;患者的精防人员及其联系方式;发生各类应急事件时相应的帮助机构及联系方式。

73. 什么是精神疾病的三级预防

精神疾病是人类常见病和多发病之一。大部分精神障碍是慢性或发作性病程,并有可能导致某种程度的残疾。因此,预防和康复更是精神医学中的一个重要环节,有时甚至比治疗更为重要。众所周知,预防疾病的发生是预防医学和临床各学科共同关心的一个中心问题,只有较好地运用公共卫生的手段,才有可能防病于未然。精神障碍是以精神(心理)活动(包括感知觉、记忆、思维、情感、意志等)异常为主要表现的一类障碍。防治或减少精神残疾的发生,就是精神疾病的三级预防。

(1)一级预防　即病因预防。是通过消除病因或致病因素,增强保护因素,从而达到防止或减少精神疾病发生的目的,是最积极、最主动的预防措施。但大部分精神疾病发生的原因及发病机制至今不明,只能通过早发现、早诊断、早治疗,避免复发和积极的康复训练,预防精神残疾的发生。涉及全社会关注的主要任务:对某些病因已清楚的精神障碍采取措施,杜绝疾病的发生与发展。对某些可能与遗传有关的精神障碍需要制定相关法规进行约束。加强精神卫生知识普及与宣传,提高精神健康水平。积极开展各年龄段的心理卫生咨询与指导,及时纠正儿童的行为问题、情绪问题和违法行为;对待老年人的心理不适应,需采取危机干预,避免精神崩溃。进一步加强基础理论研究,定期开展精神疾病的流行病学调查。

(2)二级预防　指发病期的预防。重点在于早期发现、早期治疗,并争取疾病缓解后有良好的预后,防止复发。由于精神障碍具有慢性或亚急性起病，症状隐匿，临床表现缺乏特征性的特点，往往容易失去及时干预的机会。因此，二级预防是精神疾病防治工作中极为重要的环节。涉及医生与患者的主要任务：积极、深入、有计划地向群众普及有关知识，提高人们早期识别精神疾病的能力，消除对精神疾病的偏见。对确认或可疑的精神障碍，指导患者及时就诊，早日明确诊断，积极、及时、足程治疗，争取使疾病达到完全缓解。治疗应力争达到完全缓解，恢复中枢神经与自主神经的正常功能活动，尽量减少残留症状，做到足程、足剂量治疗。对病情好转的患者，开展多种形式的心理治疗，促进患者能正确认识自己（专业用语称：促进内省力的恢复）。锻炼自己的性格，树立正确的人生观，争取早日重返社会。心理、社会环境等因素在精神疾病的复发中所起的作用不可忽视，社会各方面都要设法消除易引起复发的不利因素，尊重患者的人格，减少或避免不必要的精神刺激。建议各医疗机构开设心理健康咨询，普及精神卫生知识。

（3）三级预防　指发病后期的预防。重点是做好精神残疾的康复，减少功能残疾，延缓精神衰退，减轻痛苦，提高生活质量及社会适应力。其主要的目的是把需要康复和长期照顾者作为服务对象，实施危机干预，防止疾病恶化和残疾。涉及社区的主要任务：做到患者在家庭、社会生活时能继续治疗，指导慢性病患者或老年患者坚持治疗，督促患者按时、按量服药，确保患者情绪稳定，提高服药的依从性。防止病残，在医护过程中尽可能防止和减轻病残发生。做好康复性医护工作，建立各种工娱治疗站、作业站、娱乐站，加强康复训练，同时加大健康教育力度，使患者能早日恢复家庭生活和社会回归。指导并协助患者的家庭成员调整患者出院后的生活环境，制订生活计划，解决患者的心理健康问题。做好精神疾病的管理工作，分析社区服务对象的精神健康问题，制定完善的社区医护管理内容及相关制度。

74. 什么是精神病

精神病高危人群最早于 1932 年由 Mayer - Gross 介绍，但直到 20

世纪80年代才真正进入临床研究(1989年)。针对这类人群有不同说法,如前驱期,个体可以有少量精神病性症状,如幻听或敏感,但这些症状并不持续,有可能一周出现1次,对患者的影响不是特别大;也可以表现为社会功能的下降,如学习成绩下降、人际关系恶劣、工作能力下降等。个体的高危症状持续时间不一,有的为2~4年。结局也不一样,有的个体会发展为精神分裂症,而有的会一直如此,是个体的人格特征。家属一般较难识别患者是否有病,必要时可以向专业人员咨询。如果是病态,则可能需要治疗;如果是人格原因,通常治疗很难有效。

医学上说的精神病是指由于人的高级神经活动失调,精神状态和行为表现异常的疾病(如癔症、精神分裂症)。先天遗传、社会环境影响、精神受刺激、传染病、脑外伤、中毒、营养不良、内分泌失调等因素可引起。

目前,对精神病的致病因素认识可以归纳为三大类:①心理社会因素:各类社会因素(经济、政治、文化、人口、环境等)的变迁,可导致适应障碍。由社会适应或其他自然因素可引发心理结构的变化和认知错位以及人格扭曲,这类社会-心理因素均可被看作精神病发病的原因。②器质因素:包括原发于脑的疾病和影响大脑功能的其他躯体疾病所致的精神病,称为器质性精神病。③不明原因:目前科学技术水平还未能发现脑部有肯定的解剖或生理学改变,如精神分裂症和躁狂抑郁症等。

精神病与其他精神疾病的区别在于:①病情严重,影响到患者生活的各个方面;②不能保持正常的人际关系,丧失了对现实的检验能力,对环境产生歪曲的感知和认识;③情感反应与正常人有质的不同;④常出现幻觉妄想和思维障碍;⑤精神衰退现象;⑥自知力丧失,觉察不到自己的病态。

75. 重性精神疾病包括什么

重性精神疾病是指精神疾病症状严重,导致患者社会适应等功能严重损害、对自身健康状况或者客观现实不能完整认识,或者不能处理自身事务的精神障碍。患者由于大脑功能失调导致认知、情感、意志和行为等精神活动出现不同程度障碍,表现为幻觉、妄想、思维障碍、行动紊乱等,并且社会生活能力严重受损,主要包括精神分裂症、分裂情感性障碍、偏执性精神病、双相(情感)障碍、癫痫所致精神障碍、精神发育迟滞伴精神障碍等疾病。发病时,患者丧失对疾病的自知力或者对行为的控制力,并可能导致危害公共安全、自身或他人人身安全的行为,长期患病会严重损害患者的社会功能。

76. 严重精神障碍患者管理服务对象有哪些

严重精神障碍患者管理服务对象为辖区内常住居民中诊断明确、在家居住的严重精神障碍患者,主要包括精神分裂症、分裂情感性障碍、偏执性精神病、双向情感障碍、癫痫所致精神障碍、精神发育迟滞伴发精神障碍等疾病患者。

77. 严重精神障碍患者管理服务内容有哪些

(1)患者信息管理　在将严重精神障碍患者纳入管理时,需由家属提供或直接转自原承担治疗任务的专业医疗卫生机构的疾病诊疗相关信息,同时为患者进行一次全面评估,为其建立居民健康档案,并按照要求填写严重精神障碍患者个人信息补充表。

(2)随访评估　对应管理的严重精神障碍患者每年至少随访 4 次,每次随访应对患者进行危险性评估;检查患者的精神状况,包括感觉、知觉、思维、情感和意志行为、自知力等;询问和评估患者的躯体疾病、社会功能情况、用药情况及各项实验室检查结果等。其中,危险性评估分为 6 级。

1)0 级:无符合以下 1 ~5 级中的任何行为。

2)1 级:口头威胁、喊叫,但没有打砸行为。

3)2 级:打砸行为,局限在家里,针对财物,能被劝说制止。

4)3 级:明显打砸行为,不分场合,针对财物,不能接受劝说而停止。

5)4 级:持续的打砸行为,不分场合,针对财物或人,不能接受劝说而停止(包括自伤、自杀)。

6)5 级:持械针对人的任何暴力行为,或者纵火、爆炸等行为,无论在家里还是公共场合。

(3)分类干预　根据患者的危险性评估分级、社会功能状况、精神症状评估、自知力判断,以及患者是否存在药物不良反应或躯体疾病情况对患者进行分类干预。

1)对病情不稳定患者:若危险性为 3 ~5 级或精神症状明显、自知力缺乏、有严重药物不良反应或严重躯体疾病,对症处理后立即转诊到上级医院。必要时报告当地公安部门,2 周内了解其治疗情况。对于未能住院或转诊的患者,联系精神专科医师进行相应处置,并在居委会人员、民警的共同协助下 2 周内随访。

2)对病情基本稳定患者:若危险性为 1 ~2 级,或精神症状、自知力、社会功能状况至少有一方面较差,应判断是病情波动或药物疗效不佳,还是伴有药物不良反应或躯体症状恶化,分别采取在规定剂量范围内调整现有药物剂量和查找原因对症治疗的措施,2 周时随访,若处理后病情趋于稳定者,可维持目前治疗方案,3 个月时随访;未达到稳定者,应请精神专科医师进行技术指导,1 个月时随访。

3)对病情稳定患者:若危险性为 0 级,且精神症状基本消失,自知力基本恢复,社会功能处于一般或良好,无严重药物不良反应,躯体疾病稳定,无其他异常,继续执行上级医院制订的治疗方案,3 个月时随访。

每次随访应根据患者病情的控制情况,对患者及其家属进行有针对性的健康教育和生活技能训练等方面的康复指导,对家属提供心理支持和帮助。

(4)健康体检　在患者病情许可的情况下,征得监护人和/或患者本人同意后,每年进行 1 次健康检查,可与随访相结合。内容包括一般体格检查、血压、体重、血常规(含白细胞分类)、转氨酶、血糖、心电图。

78. 严重精神障碍患者管理服务要求有哪些

（1）配备接受过严重精神障碍管理培训的专（兼）职人员，开展本规范规定的健康管理工作。

（2）与相关部门加强联系，及时为辖区内新发现的严重精神障碍患者建立健康档案，并根据情况及时更新。

（3）随访：包括预约患者到门诊就诊、电话追踪和家庭访视等方式。

（4）加强宣传，鼓励和帮助患者进行社会功能康复训练，指导患者参与社会活动，接受职业训练。

79. 严重精神障碍的特殊性是什么

（1）对他人的伤害　在发病状态下患者精神能力受损，无法理智或合理地做出决策或控制自身行为，患者可能在精神症状支配下产生危害行为或出现意外。

（2）对自身的危害　病程长、易复发、慢性化、预后差。

（3）多方位损害　学习、职业技能、社会交往、日常生活。

（4）贫困。

（5）歧视、羞耻感　偏见和歧视使患者往往处于社会的边缘，合法权益受到侵害，为患者提供的服务常常落后于其他医疗服务。

（6）对家庭经济的影响。

（7）对社会造成沉重负担　①患病率高：精神病性障碍患病率达1%；②致残率高：2006 年残联调查，精神残疾 827 万，占残疾人口 9.97%，39.19% 的患者完全丧失劳动能力，44.26% 部分丧失；③疾病负担高：占疾病总负担的 20%，死亡年龄较一般人群早 20 年。

80. 精神疾病恢复期患者常见的心理反应有哪些

（1）我和别人不一样，别人会看不起我。

（2）我的病永远好不了，这辈子完蛋了。

(3)我没病,不用吃药。

(4)我只是心理问题,自己调节一下就好了。

(5)西药副作用太大,会损害大脑神经,还是中药比较好。

(6)太不公平,我为什么会得这种病。

81. 精神疾病患者常见情绪反应及行为反应有哪些

精神疾病患者常见情绪反应:

(1)生气。

(2)抱怨。

(3)郁闷。

(4)烦躁。

(5)焦虑。

(6)担心。

(7)愤怒。

(8)易激惹。

(9)紧张。

(10)沮丧。

(11)悲伤。

(12)狭隘　表现为斤斤计较,心胸太狭窄,不能容人也不理解别人,对小事也耿耿于怀,爱钻牛角尖。

(13)嫉妒　当别人比自己好时,表现出不自然、不舒服甚至怀有敌意,更有甚者竟用打击、中伤手段来发泄内心的嫉妒。

(14)惊恐　对环境和事物有恐怖感,如怕针、怕暗、怕鬼怪。轻者心跳厉害、手发抖,重者睡不着觉、失眠、梦中惊叫等。

(15)残暴　有点小事自己不快,便向别人发泄,摔摔打打、骂骂咧咧,有的则以戏弄别人而开心,对别人冷嘲热讽,没有温暖之心。

(16)敏感　即神经过敏、多疑,常常把别人无意说的话、不相干的动作当作是对自己的轻视或嘲笑,为此而喜怒无常,情绪变化很大。

(17)自卑　对自己缺乏信心,以为在各方面都不如人家,无论在学习上,还是在生活中,总把自己看得比别人低一等,抬不起头来。这种自卑严重影响了自己的情绪,对自己都缺乏情趣,压抑感太强。不良情绪是指一个人对客观刺激进行反应之后所产生的过度体验。

精神疾病患者常见的行为反应:生活懒散、少语少动、"宅男""宅女"、冲动毁物等。

82. 精神疾病患者家属的常见心理有哪些

精神疾病患者家属常见心理有求医心切、不接受现状、恐惧、顾虑、愤怒、悲观、放弃或者遗弃患者。

83. 对精神疾病患者的随访内容有哪些

(1)精神症状。

(2)社会功能　个人生活料理、家务劳动、工作、学习能力、人际交往。

(3)躯体状况、睡眠、饮食。

(4)实验室检查,监测药物不良反应。

(5)服药情况。

(6)康复措施。

(7)评估及处理意见。

84. 发病报告的范围是什么

《严重精神障碍发病报告管理办法(试行)》将严重精神障碍发病报告的范围界定为符合《精神卫生法》第三十条第二款第二项,即已经发生危害他人安全行为或者有危害他人安全危险的严重精神障碍患者。主要涉及的疾病种类有精神分裂症、分裂情感性障碍、持久的妄想性障碍(偏执性精神病)、双相(情感)障碍、癫痫所致精神障碍、精神发育迟滞伴发精神障碍等。

上述重性精神疾病符合《精神卫生法》第三十条第二款第二项,应当报告;不符合的,应当按照现行国家基本公共卫生服务规范及其他有关规定自愿登记管理。

85. 为什么要进行发病报告

对已经发生危害他人安全行为或者有危害他人安全危险的严重精神障碍患者进行发病报告，主要基于两个方面的考虑：一是严重精神障碍患者病情严重，尤其是在急性发病期需要尽快尽早进行救治，否则有可能危害自己及他人。对这部分患者进行发病报告，对优先提供救治服务十分必要。二是对已经发生危害他人安全行为或者有危害他人安全危险的严重精神障碍患者进行发病报告，有助于卫生、民政、残联及社区治安管理等部门加强合作，共同对患者进行救治、帮扶和管理，有助于最大限度地减少此类患者对他人及社会的危害，保护公共安全。

86. 随访的周期和方式是什么

根据患者的病情分类开展随访工作，依病情变化及时调整随访周期。病情稳定者每 3 个月随访 1 次，病情不稳定者应立即转诊至精神卫生专业机构接受治疗，必要时请当地公安部门予以协助。住院治疗者 2 周内随访，居家治疗者应进行应急医疗处置，并至少每 2 周随访 1 次。病情基本稳定者应每月随访 1 次，连续随访 3 次仍未达到稳定，应请精神专业机构医师进行技术指导。

随访方式包括面访（预约患者到门诊就诊、家庭访视等）和电话随访。精防人员应当综合评估患者病情、社会功能、家庭监护能力等情况，选择随访形式。因精神障碍评估缺乏客观检查指标，面见患者才能做出更为准确的评估，原则上要求当面随访患者本人。随访要在安全地点进行，注意保护自身安全，同时注意随访时的方式方法，保护患者及家庭隐私。对拒绝当面随访者，精防人员可采用电话随访，但每半年至少当面随访 1 次；电话随访发现患者病情有波动时要尽早面访或建议其至专科医院就诊。对危险性评估 1 ~ 5 级的患者，精神科医师应至少每季度和精防人员共同对患者进行当面随访 1 次。

87. 随访的常见问题有哪些,如何处置

所有患者每半年至少面访1次。电话随访时,要按照随访服务记录表要求,向患者或家属详细了解患者精神症状、服药依从性、不良反应、躯体情况、危险行为、病情是否稳定等情况,如发现患者病情有波动时要尽早面访,并请精神科医师给予技术指导。

精防人员要定期与村(居)民委员会成员、网格员、派出所民警等关爱帮扶小组成员交换信息,做好工作记录,有特殊情况时,需随时交换信息。对于有暴力风险、家庭监护能力弱或无监护、病情反复、不配合治疗等情况的患者,应当书面报告关爱帮扶小组。属于公安机关列管对象,或既往有严重伤害行为、自杀行为等情况的患者,精防人员需与民警共同随访。乡镇卫生院(社区卫生服务中心)精防人员要及时汇总辖区严重精神障碍患者管理信息,并填写乡镇(街道)患者管理信息交换表,在召开精神卫生综合管理小组例会时与相关部门人员交换信息,并共同签字盖章。

对于不同意接受社区管理或无正当理由半年以上未接受面访的患者,精防人员应当报告关爱帮扶小组,协同宣传有关政策和服务内容,并加强社区关注和监护。

对于精神病性症状持续存在或不服药、间断服药的患者,精防人员应当请精神科医师共同对患者进行当面随访,必要时调整治疗方案,开展相应的健康教育,宣传坚持服药对于患者病情稳定、恢复健康和社会功能的重要性。

对于家庭贫困、无监护或弱监护的患者,在常规随访的基础上,关爱帮扶小组应当每半年至少共同随访1次,了解患者在治疗、监护、生活等方面的困难及需要,协调当地相关部门帮助患者及家属解决问题。对近期遭遇重大创伤事件的患者,关爱帮扶小组应当尽快共同随访。必要时可请精神科医师或心理健康服务人员提供帮助。

对于病情稳定、有正常工作、家庭监护有力、自知力较好的患者,患者和家属不接受入户访问的,精防人员要以保护患者隐私、不干扰

其正常工作和生活为原则，预约患者到门诊随访或采用电话随访。

对于迁居他处、外出务工等不在辖区内生活且知晓去向的患者，精防人员应当通过信息系统将患者信息流转至患者现居住地基层医疗卫生机构。患者现居住地基层医疗机构应当及时接受患者信息，按照有关规定对患者进行随访管理。在患者信息未被接收前，患者原居住地基层医疗卫生机构精防人员应当继续电话随访，与现居住地精防人员定期沟通。

88. 什么是应急处置

应急处置包括对有伤害自身、危害他人安全的行为或危险的疑似或确诊精神障碍患者，病情复发、急性或严重药物不良反应的精神障碍患者的紧急处置。各地卫生健康行政部门要协调相关部门建立由精防人员、民警、村（居）民委员会成员、网格员等关爱帮扶小组成员和精神科医师、护士等组成的应急处置队伍，组织危险行为防范措施等相关培训，定期开展演练。患者家属、监护人也应当参与应急处置。

承担应急处置任务的精神卫生医疗机构应当建立绿色通道，接收需紧急住院或门急诊留观的应急处置患者；设立有专人值守的应急处置专用电话，实行24小时轮班；配备快速起效药物、约束带等应急处置工具包。参加应急处置的精神卫生专业人员应当为具有丰富临床经验的精神科执业医师和注册护士。

89. 危害公共安全或他人安全的行为有哪些，如何处置

发现患者有危害公共安全或他人安全的行为或危险时，精防人员或其他相关人员应当立即通知公安民警，并协助其进行处置。精防人员应当及时联系上级精神卫生医疗机构开放绿色通道，协助民警、家属或监护人将患者送至精神卫生医疗机构门急诊留观或住院。必要时，精神卫生医疗机构可派出精神科医师和护士前往现场，进行快速

药物干预等应急医疗处置。

90. 常用处置措施有哪些

(1)心理危机干预　根据现场情形判断现场人员的安全性,如果现场人员安全没有保障时,应当退至安全地带,尽快寻求其他人员的帮助。处置时应当与患者保持一定的距离,观察好安全撤离路线。使用安抚性言语,缓解患者紧张、恐惧和愤怒情绪;避免给患者过度的刺激,尊重、认可患者的感受;同时对现场其他人的焦虑、紧张、恐惧情绪给予必要的安慰性疏导。

(2)保护性约束　是为及时控制和制止危害行为发生或者升级,而对患者实施的保护性措施。当患者严重危害公共安全或者他人人身安全时,精防人员或者其他相关人员协助民警使用有效的保护性约束手段对患者进行约束,对其所持危险物品及时全部搜缴、登记、暂存,将患者限制于相对安全的场所。

(3)快速药物干预　精神科医师可根据患者病情采用以下药物进行紧急干预:氟哌啶醇肌肉注射,可联合异丙嗪注射,必要时可重复使用;氯硝西泮肌肉注射,必要时可考虑重复使用;齐拉西酮注射;奥氮平口崩片口服。用药后,注意观察药物不良反应。

(4)急性药物不良反应对症处理　根据药物不良反应的具体表现采取对症处理,如出现急性肌张力障碍可用抗胆碱能药物治疗,静坐不能可降低药物剂量或使用β受体拮抗剂,急性激越可使用抗焦虑药物缓解。

91.《中华人民共和国精神卫生法》对精神障碍的诊治有何要求

第二十五条　开展精神障碍诊断、治疗活动,应当具备下列条件,并依照医疗机构的管理规定办理有关手续:

(一)有与从事的精神障碍诊断、治疗相适应的精神科执业医师、护士。

（二）有满足开展精神障碍诊断、治疗需要的设施和设备。

（三）有完善的精神障碍诊断、治疗管理制度和质量监控制度。

从事精神障碍诊断、治疗的专科医疗机构还应当配备从事心理治疗的人员。

第二十六条　精神障碍的诊断、治疗，应当遵循维护患者合法权益、尊重患者人格尊严的原则，保障患者在现有条件下获得良好的精神卫生服务。

精神障碍分类、诊断标准和治疗规范，由国务院卫生行政部门组织制定。

第二十七条　精神障碍的诊断应当以精神健康状况为依据。

除法律另有规定外，不得违背本人意志进行确定其是否患有精神障碍的医学检查。

第二十八条　除个人自行到医疗机构进行精神障碍诊断外，疑似精神障碍患者的近亲属可以将其送往医疗机构进行精神障碍诊断。对查找不到近亲属的流浪乞讨疑似精神障碍患者，由当地民政等有关部门按照职责分工，帮助送往医疗机构进行精神障碍诊断。

疑似精神障碍患者发生伤害自身、危害他人安全的行为，或者有伤害自身、危害他人安全的，其近亲属、所在单位、当地公安机关应当立即采取措施予以制止，并将其送往医疗机构进行精神障碍诊断。

医疗机构接到送诊的疑似精神障碍患者，不得拒绝为其做出诊断。

第二十九条　精神障碍的诊断应当由精神科执业医师做出。

医疗机构接到依照本法第二十八条第二款规定送诊的疑似精神障碍患者，应当将其留院，立即指派精神科执业医师进行诊断，并及时出具诊断结论。

第三十条　精神障碍的住院治疗实行自愿原则。

诊断结论、病情评估表明，就诊者为严重精神障碍患者并有下列情形之一的，应当对其实施住院治疗：

（一）已经发生伤害自身的行为，或者有伤害自身的危险的。

（二）已经发生危害他人安全的行为，或者有危害他人安全的危险的。

第三十一条　精神障碍患者有本法第三十条第二款第一项情形的，经其监护人同意，医疗机构应当对患者实施住院治疗；监护人不同意的，医疗机构不得对患者实施住院治疗。监护人应当对在家居住的患者做好看护管理。

第三十二条　精神障碍患者有本法第三十条第二款第二项情形，患者或者其监护人对需要住院治疗的诊断结论有异议、不同意对患者实施住院治疗的，可以要求再次诊断和鉴定。

依照前款规定要求再次诊断的，应当自收到诊断结论之日起三日内向原医疗机构或者其他具有合法资质的医疗机构提出。承担再次诊断的医疗机构应当在接到再次诊断要求后指派 2 名初次诊断医师以外的精神科执业医师进行再次诊断，并及时出具再次诊断结论。承担再次诊断的执业医师应当到收治患者的医疗机构面见、询问患者，该医疗机构应当予以配合。

对再次诊断结论有异议的，可以自主委托依法取得执业资质的鉴定机构进行精神障碍医学鉴定；医疗机构应当公示经公告的鉴定机构名单和联系方式。接受委托的鉴定机构应当指定本机构具有该鉴定事项执业资格的 2 名以上鉴定人共同进行鉴定，并及时出具鉴定报告。

第三十三条　鉴定人应当到收治精神障碍患者的医疗机构面见、询问患者，该医疗机构应当予以配合。

鉴定人本人或者其近亲属与鉴定事项有利害关系，可能影响其独立、客观、公正进行鉴定的，应当回避。

第三十四条　鉴定机构、鉴定人应当遵守有关法律、法规、规章的规定，尊重科学，恪守职业道德，按照精神障碍鉴定的实施程序、技术方法和操作规范，依法独立进行鉴定，出具客观、公正的鉴定报告。

鉴定人应当对鉴定过程进行实时记录并签名。记录的内容应当真实、客观、准确、完整,记录的文本或者声像载体应当妥善保存。

第三十五条　再次诊断结论或者鉴定报告表明,不能确定就诊者为严重精神障碍患者,或者患者不需要住院治疗的,医疗机构不得对其实施住院治疗。

再次诊断结论或者鉴定报告表明,精神障碍患者有本法第三十条第二款第二项情形的,其监护人应当同意对患者实施住院治疗。监护人阻碍实施住院治疗或者患者擅自脱离住院治疗的,可以由公安机关协助医疗机构采取措施对患者实施住院治疗。

在相关机构出具再次诊断结论、鉴定报告前,收治精神障碍患者的医疗机构应当按照诊疗规范的要求对患者实施住院治疗。

第三十六条　诊断结论表明需要住院治疗的精神障碍患者,本人没有能力办理住院手续的,由其监护人办理住院手续;患者属于查找不到监护人的流浪乞讨人员的,由送诊的有关部门办理住院手续。

精神障碍患者有本法第三十条第二款第二项情形,其监护人不办理住院手续的,由患者所在单位、村民委员会或者居民委员会办理住院手续,并由医疗机构在患者病历中予以记录。

第三十七条　医疗机构及其医务人员应当将精神障碍患者在诊断、治疗过程中享有的权利,告知患者或者其监护人。

第三十八条　医疗机构应当配备适宜的设施、设备,保护就诊和住院治疗的精神障碍患者的人身安全,防止其受到伤害,并为住院患者创造尽可能接近正常生活的环境和条件。

第三十九条　医疗机构及其医务人员应当遵循精神障碍诊断标准和治疗规范,制订治疗方案,并向精神障碍患者或者其监护人告知治疗方案和治疗方法、目的以及可能产生的后果。

第四十条　精神障碍患者在医疗机构内发生或者将要发生伤害自身、危害他人安全、扰乱医疗秩序的行为,医疗机构及其医务人员在没有其他可替代措施的情况下,可以实施约束、隔离等保护性医疗措施。实施保护性医疗措施应当遵循诊断标准和治疗规范,并在实施后告知患者的监护人。

禁止利用约束、隔离等保护性医疗措施惩罚精神障碍患者。

第四十一条　对精神障碍患者使用药物,应当以诊断和治疗为目的,使用安全、有效的药物,不得为诊断或者治疗以外的目的使用药物。

医疗机构不得强迫精神障碍患者从事生产劳动。

第四十二条　禁止对依照本法第三十条第二款规定实施住院治疗的精神障碍患者实施以治疗精神障碍为目的的外科手术。

第四十三条　医疗机构对精神障碍患者实施下列治疗措施,应当向患者或者其监护人告知医疗风险、替代医疗方案等情况,并取得患者的书面同意;无法取得患者意见的,应当取得其监护人的书面同意,并经本医疗机构伦理委员会批准:

(一)导致人体器官丧失功能的外科手术。

(二)与精神障碍治疗有关的实验性临床医疗。

实施前款第一项治疗措施,因情况紧急查找不到监护人的,应当取得本医疗机构负责人和伦理委员会批准。

禁止对精神障碍患者实施与治疗其精神障碍无关的实验性临床医疗。

第四十四条　自愿住院治疗的精神障碍患者可以随时要求出院,医疗机构应当同意。

对有本法第三十条第二款第一项情形的精神障碍患者实施住院治疗的,监护人可以随时要求患者出院,医疗机构应当同意。

医疗机构认为前两款规定的精神障碍患者不宜出院的,应当告知不宜出院的理由;患者或者其监护人仍要求出院的,执业医师应当在病历资料中详细记录告知的过程,同时提出出院后的医学建议,患者或者其监护人应当签字确认。

对有本法第三十条第二款第二项情形的精神障碍患者实施住院治疗,医疗机构认为患者可以出院的,应当立即告知患者及其监护人。

医疗机构应当根据精神障碍患者病情,及时组织精神科执业医师对依照本法第三十条第二款规定实施住院治疗的患者进行检查评估。

评估结果表明患者不需要继续住院治疗的,医疗机构应当立即通知患者及其监护人。

第四十五条 精神障碍患者出院,本人没有能力办理出院手续的,监护人应当为其办理出院手续。

第四十六条 医疗机构及其医务人员应当尊重住院精神障碍患者的通讯和会见探访者等权利。除在急性发病期或者为了避免妨碍治疗可以暂时性限制外,不得限制患者的通讯和会见探访者等权利。

第四十七条 医疗机构及其医务人员应当在病历资料中如实记录精神障碍患者的病情、治疗措施、用药情况、实施约束、隔离措施等内容,并如实告知患者或者其监护人。患者及其监护人可以查阅、复制病历资料;但是,患者查阅、复制病历资料可能对其治疗产生不利影响的除外。病历资料保存期限不得少于三十年。

第四十八条 医疗机构不得因就诊者是精神障碍患者,推诿或者拒绝为其治疗属于本医疗机构诊疗范围的其他疾病。

第四十九条 精神障碍患者的监护人应当妥善看护未住院治疗的患者,按照医嘱督促其按时服药、接受随访或者治疗。村民委员会、居民委员会、患者所在单位等应当依患者或者其监护人的请求,对监护人看护患者提供必要的帮助。

第五十条 县级以上地方人民政府卫生行政部门应当定期就下列事项对本行政区域内从事精神障碍诊断、治疗的医疗机构进行检查:

(一)相关人员、设施、设备是否符合本法要求。

(二)诊疗行为是否符合本法以及诊断标准、治疗规范的规定。

(三)对精神障碍患者实施住院治疗的程序是否符合本法规定。

(四)是否依法维护精神障碍患者的合法权益。

县级以上地方人民政府卫生行政部门进行前款规定的检查,应当听取精神障碍患者及其监护人的意见;发现存在违反本法行为的,应当立即制止或者责令改正,并依法做出处理。

第五十一条 心理治疗活动应当在医疗机构内开展。专门从事心理治疗的人员不得从事精神障碍的诊断,不得为精神障碍患者开具处方或者提供外科治疗。心理治疗的技术规范由国务院卫生行政部门制定。

第五十二条 监狱、强制隔离戒毒所等场所应当采取措施,保证患有精神障碍的服刑人员、强制隔离戒毒人员等获得治疗。

第五十三条 精神障碍患者违反治安管理处罚法或者触犯刑法的,依照有关法律的规定处理。

92. 如何筛查严重精神障碍患者

(1)社区 由县级精防机构指导,基层医疗卫生机构人员在辖区内常住人口中进行严重精神障碍患者线索调查,对发现的疑似患者,应建议至精神卫生专业机构进行诊断。

(2)医院 居民自愿或家属代患者咨询时,医生根据病史考虑有疑似患严重精神障碍可能时,应建议居民自行或家属带患者来院进行精神检查与诊断。

(3)热线转介 通过热线或网络平台咨询时,应依咨询者提供线索进行初步筛查,如属疑似患者,应建议至精神卫生专业机构进行诊断。

93. 随访的管理及指导内容是什么

与国家基本公共卫生服务项目中的严重精神障碍患者管理工作相结合,由基层医疗卫生机构中经过培训的医务人员按照工作规范和服务规范要求,对知情后同意参加社区管理的患者开展随访服务,并及时将相关信息录入信息系统。精神卫生专业机构对门诊随访的患者,应建议其接受社区随访服务。精神卫生专业机构和基层医疗卫生机构之间应建立双向转诊制度,实行专科医师对社区、乡镇的承包指导责任制,实现专科医师与社区医生(包括乡镇卫生院医生、乡村医生)一对一或一对多的技术支持。

对危险性评估1~5级的患者,由专科医师和社区医生每季度共同对患者进行随访，同时由专科医师对社区医生提供技术指导，包括精神检查技巧、疑难患者诊治查房、社区治疗安全评估、患者危险行为评估、居家康复指导、患者家属教育、服药依从性训练、个案管理计划制定等，逐步提高社区管理治疗质量。

94. 精神残疾的定义及分级是什么

精神残疾是指各类精神障碍持续 1 年以上未痊愈，由于存在认知、情感和行为障碍，以致影响其日常生活和社会参与。

18 岁以上（含）的精神障碍患者根据《世界卫生组织残疾评定量表Ⅱ》（WHO－DASⅡ）分数和下述的适应行为表现，18 岁以下者依据下述的适应行为的表现，把精神残疾划分为四级：

（1）精神残疾一级　WHO－DASⅡ值≥116 分，适应行为严重障碍；生活完全不能自理，忽视自己的生理、心理的基本要求。不与人交往，无法从事工作，不能学习新事物。需要环境提高全面、广泛的支持，生活长期、全部需他人监护。

（2）精神残疾二级　WHO－DASⅡ值在 106～115 分之间，适应行为重度障碍；生活大部分不能自理。基本不与人交往，只与照顾者简单交往，能理解照顾者的简单指令，有一定学习能力。监护下不能从事简单劳动。能表达自己的基本需求，偶尔被动参与社交活动；需要环境提供广泛的支持，大部分生活仍需他人照料。

（3）精神残疾三级　WHO－DASⅡ值在 96～105 之间，适应行为中度障碍；生活上不能完全自理，可以与人简单交流，能表达自己的情感。能独立从事简单劳动，能学习新事物，但学习能力明显比一般人差。被动参与社交活动，偶尔能主动参与社交活动；需要环境提供部分的支持，即所需的支持服务是经常性的、短时间的需求，部分生活需由他人照料。

（4）精神残疾四级　WHO－DASⅡ值在 52～95 之间，适应行为轻度障碍；生活上基本自理，但自理能力比一般人差，有时忽略个人卫生。能与人交往，能表达自己的情感，体会他人情感的能力较差，能从事一般的工作，学习新事物的能力比一般人稍差；偶尔需要环境提供支持，一般情况下，生活不需要由他人照料。

95. 易肇事肇祸患者如何处置

易肇事肇祸患者常见于以下几种情况：

（1）以前曾经发生过肇事肇祸行为，目前病情仍不稳定的患者。

（2）现在病情严重、管理困难、有易肇事肇祸迹象的患者。

（3）曾因精神病肇事肇祸而被收治入院，近期刚出院，病情有可能反复的患者。

96. 如何对易肇事肇祸患者进行社区管理

（1）做好随访工作，准确、及时地掌握易肇事肇祸患者的线索。

（2）与精防管理机构、公安部门保持密切联系，以便随时对易肇事肇祸患者采取有效的治疗监护。

（3）对需要由精神病专科医院收治住院的患者，要会同有关人员（如民警、居委会精防管理干部）上门通知其监护人，督促并协助他们在限定期内将患者护送到医院治疗。对极个别不愿配合住院的患者家属，要坚持原则，耐心做好说服教育工作，必要时建议公安部门强制收治。

（4）可以就地监护的患者，通知其监护小组负起监护责任，加强对患者的监护，严防发生意外。

（5）易肇事肇祸患者应该是社区医生的重点随访对象。要加强对这类患者的家庭访视和社区治疗，用药要确保有效，并应向监护人交代清楚有关注意事项，一旦发现患者抗拒管理、拒绝服药治疗或有其他肇事肇祸迹象，要尽快将患者送入精神专科医院治疗。

（6）事件处理完毕后，应做进一步调查分析，指导患者家属或其监护人预防再次发生类似情况，并借此机会向群众宣传精神卫生知识，以及防治精神疾病的重要性。

97. 工疗站是什么性质的单位

工疗站是精神防治康复工作中一种重要的康复形式。它是在政府的扶持下，以街道、乡镇为单位而建立（每个街道至少应建一所工疗站，有条件的乡镇也应建立工疗站），采取多种形式，为精神患者提供康复、管理、就业服务的公益性福利事业。

98. 建立工疗站的目的是什么

（1）工疗站的建立有助于减少精神病的复发，稳定病情。

（2）工疗站解决社区内精神疾病患者就业及向社会就业过渡的有效途径，减轻社会与家庭的负担，提高精神患者的社会适应能力，帮助患者回归社会、提高生活质量。

（3）加强对精神患者的管理，减少精神患者肇事肇祸，使由于精神病所致的社会不安定因素得到有效控制，维护社会安定团结，促进社区经济建设及精神文明建设。

99. 建立工疗站的原则是什么

建立工疗站要依据当地的实际情况，因地制宜，坚持形式多样化的原则，在政府的扶持下，以街道为单位建立工疗站（每个街道至少应建立一个工疗站，有条件的乡镇也应建立工疗站），在街道办事处的直接领导下，接收、安排精神疾病患者参加力所能及的生产劳动，开展社会适应能力方面的训练和文体娱乐活动，同时进行医疗监护和心理康复。

100. 工疗站的形式有哪些

（1）依附型　依托于实体经济，如福利工厂等，安排精神患者从事力所能及的生产劳动，参加文娱活动，进行药物治疗和心理疏导。

（2）独立型　有独立的工娱场所及工疗产品，对工疗员进行工疗、药疗、娱疗及心理卫生方面的教育。

（3）托管型　组织精神患者从事简单的劳动，进行文娱活动，督促患者按时服药。日托站、托管中心、老人护理院、社区康复站等都属于此类机构。

101. 精神疾病患者进入工疗站需要符合什么条件

由精神病院或医院精神科确诊为精神病的本辖区的精神疾病患者。精神疾病患者的病情比较稳定，无传染病和严重躯体疾病，生活基本自理。优先安排无业精神患者和贫困精神患者进站接受工疗。

102. 精神疾病患者的攻击行为分为几级

精神患者的攻击行为可分为三级：

(1)轻度滋事(后果)　采取一般教育等处理措施的案情，例如患者打骂他人或者扰乱秩序，没有造成严重后面。

(2)肇事(后果)　触犯了《治安管理处罚法》，但未触犯《刑法》。

(3)肇祸(后果)　触犯了《刑法》，属于犯罪。

103. 怎样预测精神疾病患者的攻击行为

以下几种特征，对于预测精神患者暴力行为较为重要：

(1)男性青壮年患者。

(2)既往有攻击冲动行为，严重自伤、自杀史。

(3)目前有明显的与被害有关的幻觉妄想、猜疑、激越、兴奋等精神症状。

(4)有攻击性、威胁性语言或行为。

有攻击行为的精神患者管理应根据攻击行为风险评估确定管理级别。攻击风险评估主要依据有：

(1)患者既往是否有暴力行为(肇事肇祸)史。

(2)近1个月内暴力行为分级(肇事肇祸倾向)。

(3)近1个月内精神症状是否明显。

(4)家属监护力量强弱或有无。

(5)患者是否使用抗精神病药物治疗。

104. 家庭监护的责任有哪些方面

强化家庭监护主体责任。监护人要依法履行对精神障碍患者的监护职责和抚养、赡养等义务，不得虐待、遗弃患者。要密切关注患者病情变化，学习掌握相关知识技能，照料患者日常生活，积极开导患者在家开展康复活动和参加社区康复，协助医疗机构和社区康复机构做好相关康复工作。监护人不履行监护职责或者侵害被监护人合法权益的，应按照有关法律规定承担责任。

105. 处于恢复期的社区精神疾病患者的家属应注意哪些方面

（1）培养患者的生活自理能力　有些患者在病情稍微好转之后就不再注意个人卫生，不打扫房间，也不洗衣做饭。这有可能是病情本身的残留症状，也可能是药物反应，还有可能是家属对患者过分照顾，不让他做家务，这些都对患者的康复极为不利。家属应注重帮患者培养生活能力、交往能力，这对于精神患者而言是非常重要的，这种康复过程应渗透到患者的一言一行当中。患者需要像小孩学走路一样，重新学习和锻炼。精神病不同于躯体疾病，在恢复期不需要充分的体力休养，适当的活动可以增加患者身体的灵活性和协调性，提高他的生活独立性，为他进一步融入社会生活打下基础。家属应让患者主动做家务，自己来安排生活，多加督促和鼓励。

（2）培养患者的情感交流能力　人的情感活动包括内心体验和面部表情两方面。正常人对外部事物都会有喜、怒、哀、乐等情感反应，然后再通过表情表达出来。恢复期患者常常给人一种表情呆板、反应迟钝的印象，因此要加强训练。第一，要提高患者的兴趣。患者兴趣越大，情感的投入越多，愉快感也就越强。第二，要设身处地地体谅和关心他人。理解了别人的情感，才能唤起自己的情感。第三，要充实生活内容。聊天、看电视、听广播、读报纸等日常生活中非常简单的小事,都可以充实患者的信息来源。整日呆坐少语、无所事事,自然难以产生丰富的情感。第四,要善于适时、适度地让患者表达情感,让患者有意识地在实践中学习和摸索,这需要家属耐心的帮助。

(3)培养患者的注意力　恢复期患者的注意力往往难以集中或不能持久,这对患者的生活、工作会有很大影响。对此,首先要排除药物的影响,选用镇静作用轻微的药物进行维持治疗。其次,要加以训练,来延长主动注意的时间。具体的方法是,先从简单的、患者感兴趣的事做起。如果患者喜欢听音乐,就安排一个安静的环境,让患者全神贯注地听音乐,并记录患者集中注意的时间。每天坚持训练,患者注意力集中的时间就会逐渐延长。然后再训练患者集中从事复杂事物(如读书、写字等)的时间。一般来说,如果患者能够集中从事一件事1个小时以上,就不会给他的人际交往和日常生活带来大的影响。重要的是,要持之以恒地锻炼。

(4)培养患者的语言表达能力　很多精神患者性格内向、不善言谈。这些患者在病好之后,如果不继续加以训练,就会继续影响患者的社交能力,最终成为病情复发的隐患。训练语言表达能力,首先是让患者敢说,其次才是学习怎么说。家属要为患者建立一种宽松、平和的气氛,使患者有随意表达自己意愿的机会,而不至于因为患者的言谈不当被中途打断,或被嘲笑、轻视。对不善言谈的患者,家属要寻找机会,自然地诱导患者开口讲话。比如让他对某些家庭事务发表意见,同他一起讨论新闻轶事等。只要患者开口讲话,不论他讲的是否有道理,都要听他把话讲完,尽可能地尊重他的意见,不要轻易去反驳他。至于讲话的条理性,这主要反映了思维的条理性,与患者受教育的程度有密切关系,这方面的训练绝非一朝一夕之功,需要患者在日常生活中自己去摸索和总结。语言最主要的功能是交流,只要能够把自己的想法表达清楚,让别人听明白,就足以胜任人际交往。因此,不要对患者要求过高。

(5)培养患者的人际交往能力　人际交往需要一些基本的礼仪,精神疾病患者因病与外界隔离的时间较长,对这些礼仪难免有些生疏,因此需要为他提供机会重新训练。一方面,可以有意安排客人来家里做客,事先要征得患者的同意,询问患者对来访者的态度,安排好患者将要扮演的角色。对来访者,要说明患者的情况,特别要介绍,哪些话患者愿意听,哪些话患者不愿听,让客人有充分的思想准备,以免见面后因言语不当而发生不愉快的事情。在客人到来时,由家属引荐,然后让患者主要负责接待。在谈话的过程中,要引导和鼓励患者积极参与,发现患者有言语不当之处,要主动"圆场",而不要当面说穿。另一方面,指导家属带领患者上街购物、郊游、串门等。在保证安全的情况下,也应允许患者独自交友、外出。在每一次社交过程结束后,应主动同患者交流感受,善于发现患者微小的进步,并加以鼓励,在此基础上,适时地指出不足。

做好以上几点,对于恢复期的精神患者而言相当重要。在日常生活中,应将精神康复理论渗透到护理患者的一言一行中,从而促进患者早日康复。

106. 家属如何照顾居家精神分裂症患者

作为精神分裂症患者家属,在照顾患者时,有下列几点必须注意:

(1)发现病情有复发的征兆,立即送医院治疗　精神分裂症的患者在发病或复发初期,常有许多前兆显现在日常生活中,身为家属,应提高警觉,一旦发现征兆,立即送医院治疗,以免错过治疗时机。

(2)配合治疗,充分沟通　目前对精神分裂症的治疗,已研发出许多有效的抗精神病药。为防止症状再度恶化,许多患者必须长期服药。然而,许多精神分裂症患者常会拒绝吃药,究其原因,可能有下列几点:第一,许多药物可能会产生副作用;第二,每日服药太麻烦;第三,吃药象征患者的角色。这些原因并非无法解决。针对第一点,家属可协同患者向医生反映副作用的问题,一起讨论是否换药或是否加开解药的问题,目前精神科有许多解药可用来处理副作用的问题,以减缓患者因服药所造成的不适。针对第二点,通常每天必须服用的是口服药,若对患者不太方便,可建议医师改用长效针剂,每隔几周注射一次,可同样达到治疗效果。针对第三点,家属可向患者解释:精神分裂症是一种疾病,就像心脏病、高血压或糖尿病一样,患者必须按时服药才能维持身体健康;同理,精神分裂症患者也必须按时服药才能维持。这种类比的建议方式,通常对患者很有说服力。

(3)疏导情绪,提供支持　精神分裂症患者应对挫折的能力通常较正常人差,因此在面对较大的生活压力时,便可能造成恶化,因而不能承担太大的工作任务。正因如此,许多精神分裂症患者对自己缺乏自信,认为自己没有价值,对家人不仅没有贡献反而拖累家人。另有许多患者生活懒散,整日在家中闲晃睡觉,过着离群索居的生活。还有些患者害怕面对世人的眼光,不敢重新面对社会。更有些患者期望自己的心智功能能够回复到病前的水准,结果发现事与愿违,而造成更大的挫折感。

针对这些,家属在一开始时,应尽量减少患者的心理负担,同时也不要对患者有太高的期望;随着患者功能慢慢好转,家属才渐渐提高期望;倘若患者不断比较自己病前与病后身体功能上差异而生挫败感,家属可鼓励患者改变比较的基准,比较刚发病时和目前康复状况的差异,以营造进步的感觉。患者的病况好转,不见得代表患者的症状完全消失,倘若患者有残存的症状出现,家属不宜大加指责,而应以较宽容的态度来接纳患者的病情。此处的接纳,并不代表纵容。为了鼓励患者表现出较多的适应性行为并减少不适应性行为,家属可与患者共同订立行为约定,规范哪些行为是适应性行为(如与人互动、协助家务等),可加以鼓励,哪些行为是不适应性行为(如随意大小便、喧闹、乱打电话骚扰别人等),应加以警惕。为鼓励患者循序渐进地进入社会,以减少心理障碍,家属可以让患者在求职之前,先在医疗机构的日间留院病房、社区复健中心或私人复健机构适应之后,再进入职场与社会环境中。家属也可以将家中许多压力较小的家事(如扫地、清洗厕所等),交由患者处理,让患者自觉对家庭有贡献,以提升其自信心与自我效能感。

精神分裂症患者的安置与复健,应由医疗人员、家属与患者三者合作完成,缺一不可。另外,家属在照顾患者的过程中,势必尝尽各种艰辛的滋味:许多家属奋不顾身地照料患者,却没想到自己也需要得到支持与肯定。倘若家属在照顾患者的过程中,遇到任何困难或挫折,可随时向医院的精神科医师、社工师或心理辅导师寻求专业或情绪上的支持与援助。家属也可以透过医院举办的家属座谈会来认识其他家属,互相支持、鼓励,形成稳固的社会关系网络。毕竟,一个人要先把自己照顾好,才有余力去照顾别人。

107. 司法鉴定和司法精神病鉴定、法医精神病鉴定有何关系

司法精神病鉴定或者法医精神病鉴定是法医类鉴定的一部分,法医类鉴定是司法鉴定的一种,也就是说司法鉴定包含了三大类鉴定,即法医类鉴定、物证类鉴定、声像资料鉴定,其中法医类鉴定包含法医精神病鉴定。其实,司法鉴定经过十余年的发展,现在除了三大类鉴定外,其他凡是诉讼活动需要的项目,也都在司法行政部门设立了机构,如会计类、建筑类、车辆毁损、书画文物等。

108.《中华人民共和国刑法》中涉及精神病鉴定的条款是什么

《中华人民共和国刑法》第十八条:精神患者不能辨认或者不能控制自己行为的时候,造成危害结果,经法定程序鉴定确认的,不负刑事责任,但是应当责令他的亲属或者监护人严加看管和医疗;在必要的时候,由政府强制医疗。间歇性的精神患者在精神正常的时候犯罪,应当负刑事责任。尚未完全丧失辨认或者控制自己行为能力的精神患者犯罪的,应当负刑事责任,但是可以从轻或者减轻处罚。醉酒的人犯罪,应当负刑事责任。

109.《中华人民共和国民法通则》对精神疾病患者的行为能力有何规定

第十三条:不能辨认自己行为的精神患者是无民事行为能力人,由他的法定代理人代理民事活动。不能完全辨认自己行为的精神患者是限制民事行为能力人,可以进行与他的精神状况相适应的民事活动;其他民事活动由他的法定代理人,或者征得他的法定代理人的同意。

110.《司法鉴定程序通则》对司法鉴定的委托与受理有何规定

司法鉴定机构应当统一受理办案机关的司法鉴定委托。司法鉴定机构应当自收到委托之日起7个工作日内做出是否受理的决定。对于复杂、疑难或者特殊鉴定事项的委托,司法鉴定机构可以与委托人协商受理的时间。司法鉴定机构应当对委托鉴定事项、鉴定材料等进行审查。对属于本机构司法鉴定业务范围,鉴定用途合法,提供的鉴定材料能够满足鉴定需要的,应当受理。对于鉴定材料不完整、不充分,不能满足鉴定需要的,司法鉴定机构可以要求委托人补充;经补充后能够满足鉴定需要的,应当受理。司法鉴定机构决定受理鉴定委托的,应当与委托人签订司法鉴定委托书。司法鉴定委托书应当注明委托人名称、司法鉴定机构名称、委托鉴定事项、是否属于重新鉴定、鉴定用途、与鉴定有关的基本案情、鉴定材料的提供和退还、鉴定风险,以及双方商定的鉴定时限、鉴定费用及收取方式、双方权利义务等其他需要载明的事项。

111.《中华人民共和国精神卫生法》的基本内容是什么

2013年5月1日《中华人民共和国精神卫生法》正式实施,法律共七章八十五条。第一章“总则”对精神卫生法立法的目的、调整范围、工作的方针、原则、患者权益及监护人责任、政府责任、家庭责任等进行了明确。第二章“心理健康促进和精神障碍预防”提出了科学的现代的大精神卫生观，对心理健康促进和精神障碍预防有引导性的原则，从立法角度提出关键举措。首先是对于各级政府、有关政府部门及基层组织在心理健康促进、精神障碍预防、灾难心理援助等方面的工作所起的组织、领导、监督、保障作用和责任进行了描述和规定，并提出建设和谐家庭的理念。另外，对于心理咨询人员的业务素质、执业范围、尊重患者隐私、保密义务等做了规定。第三章“精神障碍的诊断与治疗”共二十九条，明确了精神障碍的自愿与非自愿住院的条件，对精神障碍患者就诊过程中的“送”“诊”“治”“出”的条件标准和程序进行了明确规定。第四章“精神障碍的康复”从社会动员、政府职责、具体措施、保障条件、法律责任等多角度对精神障碍的康复进行了规范，使精神康复在法律层面上有了保障。第五章“保障措施”对相关的政府部门、体系建设、经费投入、患者的生活补助、教育和就业等方方面面给予保障。第六章“法律责任”明确了相关部门未依法履行职责或者滥用职权、玩忽职守、徇私舞弊时应当承担的法律责任。第七章“附则”对精神障碍的法定范围和监护人等进行了说明，并对法律的实施时间进行了明确。

112. 对精神疾病患者的保护性法律规定有哪些

对精神患者的保护性法律规定，常见的有以下几种：

(1)精神疾病患者失去辨认或自控能力时，不受《治安管理处罚条例》的处罚。

(2)在民事案件中，被人民法院宣告为无民事行为能力人或限制民事行为能力人，根据健康恢复的情况，经本人或利害关系人申请，人民法院可以宣告该个体为限制民事行为能力人或者完全民事行为能力人。

(3)我国刑法规定，精神疾病患者在不能辨认或者不能控制自己行为的时候造成危害结果的，不负刑事责任，但是应当责令他的家属或者监护人严加看管和医疗。

(4)对有精神病的可疑受害者、证人、检举人、自首者须进行鉴定，以确定其陈述的真实性和可靠性。

(5)对拘留的犯罪嫌疑分子，鉴定他们犯罪时的精神状态，供检察机关决定是否立案。

(6)引诱、教唆精神疾病患者去违法的人，须负法律责任。

(7)我国宪法规定，对失去正常的辨认能力和自控能力的精神疾病患者加以虐待、杀害、欺骗、奸污、劫夺、强迫驱使、假借名义、"赠送"财物、假造契据等，被视为侵犯公民的人身自由、人身权利、人格名誉，侵犯他的或监护人代管的财物，侵犯者应负全部法律责任。宪法还规定，精神疾病患者有受医治权、受抚恤权、受领抚养费权、保护其财产权，以及他们人身权益和人格尊严，并受我国法律的保护。

(8)为了保障精神疾病患者的权益，应为他们设置监护人。

113. 精神病发作由谁来管

这个问题分三个方面：一是看精神患者的身份，二是看发作的场合，三是看发作的严重程度。精神患者病情发作，属于三无人员（无经济来源、无监护人、无固定住所）的，由民政部门管理，有家属的由家属管理，有工作单位的由单位和家属共同管理，是学生的由学校和家属共同管理，居民由居委会和家属共同管理，是重性精神病系统收录的由五人小组管理。发作场合在家里的，家人负责管理；在公共场合的，群众可以拨打110报警，由民警负责，群众协助。发作程度符合精神卫生法规定的，我国精神卫生法对强制住院治疗，采取"无害则无非自愿"的标准。

严重精神障碍者同时符合两种情形之一，才可采取非自愿住院：一是已经发生伤害自身、危害他人安全的行为；二是有伤害自身、危害他人安全的危险行为。严重精神障碍患者只有在发生"有伤害自身或危害他人安全"或"极有可能发生伤害自身或危害他人安全的危险"的情况下，监护人或家属才可以将其送诊，经医生确诊后住院。

114. 对自缢的患者如何进行紧急护理

自缢是较为常见的且较严重的意外事件。衣裤、被单、带子、绳索、皮带、铁丝等都可成为自缢的工具，浴室、厕所、树枝、窗框、门框、门拉手等常见的地方均可悬挂，也有患者在被窝里自勒。精神疾病患者一般在清晨、后半夜或无人时采取自缢行为。一旦发现患者自缢，不可惊慌失措地去拉患者，应该立即抱住患者的身体向上托起，迅速解脱绳套，顺势将患者轻轻放下（防止猛力摔下），让其平卧于地，解开其领扣和裤带，检查脉搏和呼吸情况。若呼吸、心跳微弱或已停止，应立即就地抢救，进行人工呼吸和心脏外按摩。不可轻易放弃抢救或轻易地认为患者已死亡而停止抢救。有时需要坚持数小时之久，必须待患者恢复呼吸或医生检查后确认其已经死亡为止。

115. 如何对外伤患者进行紧急护理

患者可利用任何尖锐的物品，甚至用手指甲抓破自己，用玻璃碎片、铁钉、刀剪等刺伤自己，用头撞墙角、暖气片及各种棱角处，或从高处跳下、坠楼等，造成外伤出血、骨折和颅脑损伤等。当发现患者有外伤出血时，要检查出血的部位和种类，迅速采取止血措施后送医院进一步处理。动脉出血往往血色鲜红，喷射状流出；静脉出血往往血色暗红，缓缓流出。头部、上肢、下肢等较小的动脉出血，可采用指压止血法，即按受伤动脉的近心端，阻止血流。如前额及头皮出血，可在耳前下颌关节处压迫颞动脉。上肢出血可压迫锁骨下动脉（在锁骨上凹内 1/3 处）或压迫肱动脉，下肢出血可压迫股动脉（腹股沟中点扪及搏动处压迫）。对四肢较大的动、静脉出血，在紧急情况下可采用止血带止血，垫以毛巾后用橡皮带或带子扎在受伤肢体处，做好明显标记，记录时间，每半小时放松一次，防止肢体缺血坏死。

116. 如何对吞食异物的患者进行紧急护理

患者常因受精神症状的支配误服或吞服异物（常见的异物有玻璃

碎片、铁钉、铁丝、针和小石子等)。发现此种情况时,不要惊慌和胡乱按摩腹部,要安慰患者,了解异物的种类,检查口腔和咽部是否有外伤,异物是否卡在咽喉部。如卡在咽喉处,要设法取出。若吞下的异物较光滑,一般可随粪便排出体外,家人可让其吞食含大量纤维素类的食物,如韭菜、芹菜等(切成寸长,不要烧得过熟),以防异物对胃壁的损伤刺激,并促其排出。患者每次大便后,要仔细检查便中有无金属类异物,可到医院进行 X 光检查,寻找异物所在的部位,并观察患者有无内出血症状,如腹痛、腹胀、四肢发冷、出汗、解柏油样的大便等。发现这类情况应立即进行外科手术等处理。

117. 老年痴呆有什么分期表现

老年痴呆是一种进行性神经退行性病变,但难以确定它何时会出现问题。例如,有人常常发生记忆力减退,但生活自理能力不受影响,工作能力轻度或不受影响。这仅仅属于轻度认知障碍。但轻度认知障碍患者在进展到痴呆之前可能会经历数年的轻度认知受损,最明显的是记忆丢失。一些轻度认知受损的患者可能永远不会发展成痴呆。对于某些患者而言,痴呆可能在确诊后 2~3 年迅速进展,但对于大多数人而言,认知和功能的降低更缓慢,一般在 7 年内发生。据统计,轻度认知障碍平均每年有 10%~15% 的个体可发展为痴呆,3~4 年后约为 50%,6 年后约 80% 的患者发展为痴呆。

痴呆的分期可以粗略地分为轻度、中度和重度。通常从轻度认知受损开始,发展为问题更大的认知功能和行为困难,疾病症状的恶化累积到需要完全卧床或者依靠轮椅。最终随着疾病的进展,对看护人支持的依赖加深。大多数看护人都是提供的家庭白天的看护。而最近一项欧洲调查显示,几乎半数的看护人每天需要花费 10 多个小时来完成职责。除了时间方面,看护人观察到老年痴呆患者的认知功能降低会造成压力和情绪上的挑战,而诸如激惹和攻击性的行为学障碍可能会造成躯体上的伤害。令人厌烦的行为症状通常导致老年痴呆患者被送到养老院。这样除了给患者及其看护人造成巨大的负担外,从个人和社会角度来说，老年痴呆的治疗也给医务机构提出了显著的经济挑战。

老年痴呆症是严重的大脑器质性疾病，指的是一种持续性高级神经功能活动障碍，简单点说就是在没有意识障碍的状态下，记忆、思维、分析判断、视空间辨认、情绪等方面发生了障碍。一般老年痴呆症常常发生在50岁以后，起病隐匿，发展缓慢。老年痴呆病情是一个个逐渐发展加重的过程，从其病情的严重程度来看，有轻度、中度、重度之分，从其病情的进展来看，又可以分为三期，每一期都有程度不同的症状表现。最早期往往是以逐渐加重的健忘开始，如果不注意，通常不容易被发现。常听有些老年人说："老了，记性不行了，不中用了。"这可能就是老年痴呆症的先兆。

按照病情的发展和智能减退的严重程度，可大致分为三个阶段，这三个阶段分别对应三期：第一阶段（1～3年）为遗忘阶段，也是轻度痴呆期；第二阶段（2～10年）为精神错乱阶段，也是中度痴呆期；第三期（8～12年）为痴呆阶段，也是重度痴呆期。痴呆的病程是逐渐发展加重的，一般经历5～10年，很少有自己缓解的，最后发展为重度痴呆时，常常会因为伴发有褥疮、骨折、肺炎、严重营养不良等疾病，导致身体衰竭而死亡。

118. 什么是精神发育迟滞

精神发育迟滞是指在中枢神经系统发育成熟（18岁）以前，即包括先天、围生期或生长发育过程中由于受到各种致病因素（遗传、感染、中毒、头部外伤、缺氧或内分泌异常等）的影响，使大脑发育不良或受阻，智能发育停留在一定阶段，智能随年龄增长明显低于正常同龄人。

精神发育迟滞的临床表现与智力缺陷的程度密切相关。我们通过智力测验以及社会适应能力评定结果来确定患者智力低下的程度，也就是判断智商，以智商来衡量智能缺陷的程度。智商（IQ）在70或70以下者为智力低下。临床将精神发育迟滞分为4个等级：轻度，智商为50～70；中度，智商为35～49；重度，智商为20～34；极重度，智商为20以下。以下我们简单描述不同程度的临床特征。

(1)轻度精神发育迟滞　智商为50～70，最为常见，但因患儿程度较轻，往往不易被识别。一般无明显躯体异常，语言发育略显迟缓。社会适应能力低，但是可以进行社会交往，能自我料理生活，可以从事简单的生产劳动或技术性操作，但学习能力、技巧性和创造性能力均较差。读写、计算和抽象思维能力要比同龄儿童差，学习困难，很难完成小学教育，经常因学习成绩差而被老师、家长发现。经过特殊教育，可使他们的智力水平和社会适应能力得到提高。

(2)中度精神发育迟滞　智商为35～49，幼儿发育明显落后，语言发育差，仅能进行简单的对话，社交能力缺乏，运动发育迟缓，经特殊训练，可以料理生活或学会简单的重复劳动技能。阅读、计算及理解能力差，对学校的功课缺乏学习的能力。成年时期不能完全独立生活。少数患者伴有躯体发育缺陷和神经系统异常的体征。

(3)重度精神发育迟滞　智商为20～34，患儿智力发育极差，语言极少，不能进行言语交流，仅能口齿不清地讲几个单词，不能理解别人的言语。社会适应能力明显缺陷，日常一切生活均需别人照护，不知危险和防御。运动功能发育受限，严重者不能坐、立和走路，不能接受学习教育。常伴有癫痫、先天畸形。

(4)极重度精神发育迟滞　智商为20以下，较少见。大多数在出生时存在明显的先天畸形。完全缺乏自理生活的能力，终生需别人照料，不能讲话，无法接受训练。多数早年夭折。

119. 什么是痴呆

痴呆是后天获得的智能、记忆和人格的全面受损，不伴意识障碍，具有脑器质性病变基础。也就是说，患者起病前大脑神经系统发育基本成熟，智能也较正常，但之后可由于各种致病因素引起大脑器质性病变，导致后天习得的知识丧失、能力下降以及思维受损，各种判断、计算、理解能力及记忆力下降，甚至可以出现行为精神症状及人格改变。

痴呆涉及认知损伤，可以是由多种原因引起的临床表现相似的一种综合征，又称慢性脑综合征。病因可包括神经退行性变性、脑血管性病变、感染、外伤、肿瘤、营养代谢等多种原因。痴呆可大致分为：①变性病所致痴呆；②血管性疾病所致痴呆；③颅脑外伤性痴呆；④感染相关性疾病所致痴呆；⑤物质中毒所致痴呆；⑥颅脑肿瘤性痴呆；⑦代谢障碍性痴呆；⑧癫痫性痴呆。

120. 国际疾病分类（ICD－10）中关于痴呆的诊断标准是什么

（1）痴呆的证据及严重程度　①学习新事物发生障碍，严重者对以往的事情回忆有障碍，损害的内容可以是词语或非词语部分，不仅是根据患者的主诉，而且可以通过客观检查做出上述障碍的评定。根据下列标准分为轻、中和重度损害：轻度为记忆障碍涉及日常生活，但仍能独立生活；中度为较严重的记忆障碍，已影响到患者的独立生活，可伴有括约肌功能障碍；重度为严重的记忆障碍，完全需他人照顾，有明显的括约肌功能障碍。②通过病史及神经心理检查证实智能减退，思维和判断受到影响。

（2）在出现上述功能障碍的过程中，不伴有意识障碍或谵妄。

（3）可伴有情感、社会行为和主动性障碍。

（4）记忆和（或）智能障碍至少持续6个月以上，出现下列皮层损害症状时更支持诊断，如失语、失认、失用。影像学出现相应的改变，包括CT、MRI、SPECT和PET等。

121. 精神发育迟滞与痴呆有什么区别

精神发育迟滞与痴呆的区别：首先是发病年龄的不同。以大脑发育成熟（18岁）为界限，精神发育迟滞的发病年龄在18岁以前，而痴呆的发病年龄在18岁以后。其次是智能发展的不同。精神发育迟滞是在大脑发育未成熟的基础上出现的，智能停留在一定阶段止步不前；痴呆则是在大脑发育已经成熟的基础上，出现智能的受损和退化。

精神发育迟滞与痴呆的区别

疾病	起病阶段	智能发展
精神发育迟滞	大脑神经系统发育成熟前（18 岁以前）	智能止步不前
痴呆	大脑神经系统发育成熟后（18 岁以后）	智能退化

122. 如何判断自己是否存在认知障碍

我们介绍两个可以自我进行或在家人帮助下进行的简单的认知测评方法，可以大致判定一下自己是否存在认知功能障碍以及认知障碍的受损程度，以便进行早期痴呆筛查。

（1）画钟测验　画钟测验作为早期识别老年痴呆症的方法，1983 年由美国学者最早应用。近十多年来，国际医学界开展了 20 项研究，涉及 1000 多例患者。研究结果表明，画钟测验是一个有效的认知测量工具，早期诊断老年性痴呆的敏感性在 80%～90% 之间，有着很高的阳性预测值，有助于早期诊断老年性痴呆。

画钟测验操作简单方便，只需要一支铅笔和一张白纸。要求患者在白纸上独立画出一个钟，并标出指定的时间（例如 9 点 15 分），受检老人要在 10 分钟内完成。画钟测验的计分方法有多种，国际上普遍采用四分法计分：

1）画出闭锁的圆（表盘），1 分；

2）将数字安置在表盘上的正确位置，1 分；

3）表盘上 12 个数字正确，1 分；

4）将指针安置在正确的位置，1 分。

3～4 分表明认知水平正常，0～2 分则表明认知水平下降。画钟测验看似简单，却需要很多认知过程参与。本测验的文化相关性很小，不管是什么语言，什么文化程度，只要能够听懂简单的提示语，都能按要求画出钟来。患者容易接受，医生也易于掌握。假如一个智力正常的老年人突然画不出一个完整的钟，他的认知水平肯定是下降了。国内有关专家认为，画钟测验适合我国筛查早期痴呆的老年人。

(2)简易智力状态检查量表　简易智力状态检查量表是由美国 Folstein M. F. 等人制定的，简单易行，目前在国内外均有广泛使用。量表由20道题组成，可用于智能的初步筛查。这里介绍的是张明园的中文修订版本。

简易智力状态检查量表(MMSE)

下面是检查认知智力功能的一些问题，请直接向被试者询问，并根据被试者的实际表现和回答结果进行选择。注意：测验时，不要让其他人干扰检查。(1.正确　2.错误　3.拒绝回答　4.说不会做　5.文盲)

1.今年的年份?	1	2	3	4	5
2.现在是什么季节?	1	2	3	4	5
3.今天是几号?	1	2	3	4	5
4.今天是星期几?	1	2	3	4	5
5.现在是几月?	1	2	3	4	5
6.你能告诉我现在我们在哪里?例如：现在我们在哪个省(市)?					
	1	2	3	4	5
7.你住在什么区(县)?	1	2	3	4	5
8.你住在什么街道?	1	2	3	4	5
9.我们现在是第几楼?	1	2	3	4	5
10.这儿是什么地方?	1	2	3	4	5

11.现在我要说三样东西的名称，在我讲完之后，请你重复说一遍。请你好好记住这三样东西，因为等一下要再问你的(请仔细说清楚，每一样东西1秒钟)。“皮球”“国旗”“树木”，请你把这三样东西说一遍(以第一次答案记分)。

皮球	1	2	3	4	5
12.第二样是什么东西?					
国旗	1	2	3	4	5
13.第三样是什么东西?					
树木	1	2	3	4	5

14.现在请你用100减去7，然后将所得的数目再减去7，如此一直计算下

去，把每一个答案都告诉我，直到我说“停”为止。

93	1	2	3	4	5
15. 93 −7 =86	1	2	3	4	5
16. 86 −7 =79	1	2	3	4	5
17. 79 −7 =72	1	2	3	4	5

18. 现在请你告诉我，刚才我要你记住的三样东西是什么？

第一样皮球	1	2	3	4	5
19. 第二样国旗	1	2	3	4	5
20. 第三样树木	1	2	3	4	5

21. 请问这是什么？

拿出你的手表　　1　2　3　4　5

22. 请问这是什么？

拿出你的铅笔　　1　2　3　4　5

23. 现在我要说一句话，请清楚地重复一遍，这句话是：“四十四只石狮子”。

1　2　3　4　5

24. 请照着这张卡片所写的去做。

（把写有“闭上您的眼睛”大字的卡片交给受访者）

1　2　3　4　5

25. 请用右手拿这张纸，再用双手把纸对折，然后将纸放在你的大腿上。

（访问员：说这一段话，并给他一张空白纸，不要重复说明，也不要示范。）

1　2　3　4　5

26. 把纸对折	1	2	3	4	5
27. 放在大腿上	1	2	3	4	5

28. 请你说一句完整的、有意义的句子（句子必须有主语，动词），记下所叙述句子的全文　　1　2　3　4　5

29. 这是一张图，请你在同一张纸上照样把它画出来。（对：两个五边形的图案，交叉处形成个小四边形）　　1　2　3　4　5

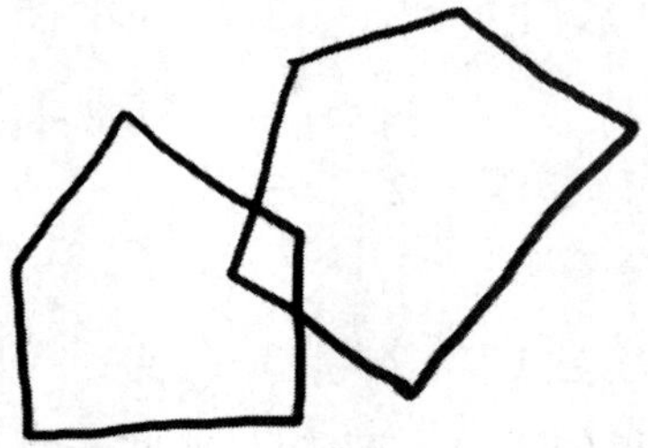

量表有29项,共计30个内容,每答对1个内容计1分,最高分30分。时间定向是1~5项,地点定向是6~10项,语言瞬时记忆为11~13项,注意和计算为15~17项,短时记忆为18~20项,物体命名为21~22项,语言复述为23项,阅读理解为24项,语言理解及动作协调为25~27项,语言表达为28项,临摹图形为29项。有研究报道,MMSE总分和痴呆患者CT的脑萎缩程度呈正相关。由于该量表检查受教育程度因素的影响,所以要按不同的教育程度制定区分正常和异常的划界分:文盲(未受教育)为17分,教育年限≤6年为20分,教育年限>6年为24分。总分小于以上各划界分为智力缺损。

检查中应尽量排除各种外部干扰,给被检查者必要的鼓励。第14项“连续减7”,不能用笔算,也不能在计算过程中做任何提示,否则不能达到检查的目的。

123. 精神残疾的评定标准是什么

对于患有上述精神疾病持续一年以上未痊愈者,应用“精神残疾分级的操作性评估标准”评定精神残疾的等级:①重度(一级):五项评分中有三项或多于三项评为2分;②中度(二级):五项评分中有一项或两项评为2分;③轻度(三级):五项评分中有两项或多于两项评为1分。

精神残疾评价表

社会功能评定项目	正常或有轻度异常	确有功能缺陷	严重功能缺陷
个人生活自理能力	0分	1分	2分
家庭生活职能表现	0分	1分	2分
对家人的关心和责任心	0分	1分	2分
职业劳动能力	0分	1分	2分
社会活动能力	0分	1分	2分

注:无精神残疾,五项总分为0或1分

124. 精神残疾的检查方法是什么

采用“精神残疾分级的操作性评估标准”进行精神残疾的检查。进行各项评分时，除去与知情人交谈，应结合对患者的观察和必要的交谈询问以确定五项的评分。

指导语：(与知情人交谈) 以下5个问题，是对患者社会功能的评价。请您根据他(她)最近一个月的情况，结合病前的情况进行比较并给予回答：

(1)个人生活自理能力　本项用于评定患者近1个月个人生活料理情况，如是否按时休息、个人卫生习惯(洗脸、洗澡、理发、刮胡子等)、梳妆打扮、衣着整洁、住处卫生、主动进餐、二便料理等情况。①0分：与病前差不多，或偶有小问题。②1分：确有功能缺陷。需要督促或协助，已经给他人增加了负担。③2分：严重功能缺陷。绝大部分或全部生活料理需要由他人照管，给别人造成很大负担。

(2)家庭生活职能表现　本项用于评定患者近1个月内在家庭日常生活中，能否做到他(她)最起码应该做的事。如与家人一起吃饭，分担部分家务劳动，与家人一起看电视、搞卫生，参与家庭事务讨论，修理家用物品，对家庭必要的经济支持等。①0分：与病前差不多，或仅有轻微异常。②1分：确有功能缺陷。不履行义务，或每天在家中呆坐至少2小时。做什么事都很被动。③2分：严重功能缺陷。几乎不参与家庭活动，不料理家务。

(3)对家人的关心与责任心　本项用于评定患者在近1个月内，对待配偶、父母、子女或同住亲属有无亲密感情与责任心，能否与他们相互交往、交换意见给予情感上或生活上的关心与支持。如是否关心孩子的抚养教育，关心家庭成员的进步与前途，关心家庭今后的发展与安排。对未婚患者还应了解他们择偶的态度。①0分：与病前差不多，或仅有轻微异常。②1分：确有功能缺陷。夫妻间或与其他家庭成员很少交流与关心，对子女缺乏关怀，对家庭安排缺乏关心。③2分：严重功能缺陷。与家人经常争吵或在家不理任何人，对孩子完全不管,对家庭的将来一点也不考虑。未婚者对择偶态度不可理解。

(4)职业劳动能力　本项用于评定近1个月患者病前掌握的职业技能(指在职人员)、学习能力(指学生)或家务劳动(指病前无职业,已休学待业或离退休者)水平有否下降。如是否按常规行事,按时上下班,按时在校学习,家务劳动是否因有精神病已受到影响。① 0分:无异常,或只有些小问题。② 1分:确有功能缺陷。不能按时上下班。职业工作已降低档次,学习成绩或家务劳动水平下降。也包括因精神病待业、病休及休学、患者可恢复工作或学习,尚待安排者。③ 2分:严重功能缺陷。因精神病症状明显而不能工作与学习,不能料理家务。

(5)社交活动能力　本项用于评定患者近1个月没与人们交往与参与社会活动的情况。如对同事、同学、亲友、邻居以及与生活工作等需要接触但不一定熟悉的人(如汽车售票员、商店售货员等)的接触与交往情况;主动走亲访友情况,主动逛商店、购物、去娱乐场所活动等情况。① 0分:与病前差不多,或仅有轻微异常。② 1分:不主动接触他人,不主动外出活动,但经过反复劝说与鼓励尚能接触与参与。③ 2分:严重的社会性退缩,终日独处,拒不与人交往,拒绝参与任何社交活动,劝说无效。